# KETO DIET SERIES

## THIS BOOK INCLUDES :" KETO DIET FOR BEGINNERS + KETO DIET PLAN "

SPANISH VERSION

## BY ROBERT SMITH

# KETO BOOK 1

# KETO BOOK 2

# KETO DIET FOR BEGINNNERS

El plan definitivo de comidas de la dieta keto para una rápida pérdida de peso

Por Robert Smith

el respaldo del propietario de la marca comercial. Todas las marcas comerciales incluidas en este libro se incluyen únicamente con fines aclaratorios y son propiedad de los propios propietarios, no están afiliadas a este documento.

# Introducción

En esta era tecnológica, es muy importante cuidar la salud, ya que el cambio en el medio ambiente debido al agotamiento ilimitado de los recursos naturales y la producción de productos de desecho nocivos ha contribuido a la existencia de una serie de nuevos virus y enfermedades letales. Por otro lado, los seres humanos son cada vez más ignorantes en lo que respecta al mantenimiento de su salud debido a las agitadas rutinas. Sin ningún tipo de discriminación económica, todo el mundo está tan ocupado realizando tareas rutinarias que le resulta difícil sacar algo de tiempo para centrarse en su salud. Mientras tanto, según los médicos, hoy en día, la proporción de pacientes que sufren de obesidad es bastante alta en comparación con otras enfermedades.

Un paciente padece obesidad cuando come demasiado y sigue una rutina alimentaria irregular. Además, la falta de ejercicio físico provoca la obesidad porque cuando una persona come cualquier comida que contenga grasa y otros nutrientes que se supone que aportan energía al cuerpo se almacena en su cuerpo en forma de grasas porque no se utilizan para extraer energía. Estas grasas se siguen acumulando dentro del cuerpo porque la persona no participa en ninguna actividad que necesite un exceso de energía para la que se utilizan estas grasas; esto da lugar a la obesidad y al aumento de peso. Este problema tiene solución. Recientemente, los científicos han propuesto una dieta keto para los pacientes que sufren de obesidad y que quieren perder peso.

La dieta keto consiste en restringir los carbohidratos y mantener el consumo de proteínas a un nivel moderado mientras se aumenta la ingesta de grasas. El principio básico es que cuando una persona consume grasas, éstas le proporcionan una bandeja de energía rápida; por lo tanto, las grasas se descomponen en combustible para el cuerpo. Esto conducirá a la conversión de las grasas en una bandeja de combustible, y con el paso del tiempo, más y más grasas almacenadas se convierten en combustible para el cuerpo por lo tanto deshacerse de peso extra del cuerpo.

Al hablar de la dieta keto, es un plan de dieta completa en la que se proponen diferentes comidas cuyos componentes se cuantifican de acuerdo con el principio antes mencionado de mantener el alto contenido de grasa, mientras que mantener la ingesta de proteínas moderada y restringir el consumo de carbohidratos. En este libro, se discute un plan de dieta keto completo que es fácil de adoptar con la máxima eficacia. Sin embargo, por lo general, los principiantes encuentran exigente el cambio de sus sabrosas y deliciosas comidas a una dieta completamente nueva.

En la dieta keto, las personas son libres de mantener sus platos favoritos con carbohidratos controlados, y tales recetas se proporcionan en este libro. También es importante seguir el plan de la dieta keto religiosamente para lograr el resultado deseado en el mínimo período de tiempo posible, de lo contrario, puede resultar en una experiencia poco saludable para su cuerpo con algunos efectos secundarios graves. Sin embargo, los pacientes que adoptan esta dieta keto de todo corazón encuentran un estilo de vida completamente diferente con una salud mental y física sólida.

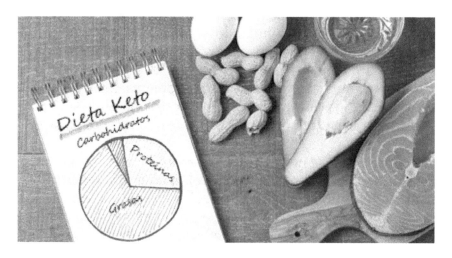

# Capítulo 1: Recetas para el desayuno

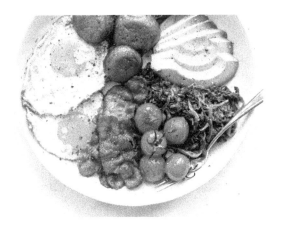

## 1. Pan de queso al horno

Listo en: 20 minutos

Porciones: 5

Dificultad: Fácil

**INGREDIENTES**

- 1 barra de cualquier pan

- 1 taza de queso mozzarella (rallado)

- ¼ de taza de mantequilla

- 2 tazas de queso cheddar (rallado)

- ¼ de taza de mayonesa

- 2 dientes de ajo picado

- ¼ de taza de cebolla de verdeo, finamente picada

# INSTRUCCIONES

1. Mezcla el ajo y la mantequilla en un tazón.

2. Mezcla en un tazón la cebolla de verdeo y el queso por separado, y luego agregarle la mayonesa.

3. Añade esta mezcla de queso a la mezcla de mantequilla y ajo.

4. Extiende la mezcla sobre la barra de pan.

5. Precalienta el asador y coloca el pan durante 4 o 5 minutos.

6. Deja que se enfríe durante 5 minutos y luego córtalo con un cuchillo

7. Sírvelo.

NUTRICIÓN: Calorías: 199 cal Grasa: 14 g Proteínas: 6 g Carbohidratos: 25 g

# 2. Avena de cacao

Listo en: 8 minutos

Porciones: 1

Dificultad: Fácil

**INGREDIENTES**

- ½ cucharadita de extracto de vainilla

- ¾ de taza de avena

- Sal marina al gusto

- 1 ¹/3 taza de leche de almendras

- 2 cucharaditas de azúcar moreno

- ½ plátano en rodajas

- 2 cucharadas de cacao en polvo

**INSTRUCCIONES**

1. Mezcla todos los ingredientes en un tazón.

2. Cuece de 5 a 8 minutos a fuego medio revolviendo con frecuencia.

3. Vierte en un tazón y disfruta.

NUTRICIÓN: Calorías: 360 cal Grasa: 9 g Proteínas: 12 g Carbohidratos: 67 g

# 3. Hash Browns de queso cheddar

Listo en: 50 minutos

Porciones: 11

Dificultad: Media

## INGREDIENTES

- 1 taza de queso parmesano rallado

- 30 onzas de patatas ralladas y congeladas

- 2 tazas de queso cheddar, rallad

- 2 latas de crema condensada (crema de papa)

- 2 tazas de crema agria

## INSTRUCCIONES

1. Toma la mitad del queso cheddar y todos los ingredientes restantes en un tazón para mezclar.

2. Vierte esta mezcla En una bandeja para hornear.

3. Ahora añade la cantidad restante de queso cheddar.

4. Calienta el horno a 340° y hornéalo durante 43 minutos.

5. Déjalo durante 10 minutos antes de servirlo.

NUTRICIÓN: Calorías: 305 cal Grasa: 17 g Proteínas: 11 g Carbohidratos: 22 g

# 4. Avena con plátano y arándanos

Preparación en: 10 minutos

Enfriar en: 8 horas

Porciones: 1

Dificultad: Difícil

## INGREDIENTES

- 1 cucharadita de vainilla

- ½ taza de avena

- $^1/_3$ taza de plátano en rodajas

- ½ taza de leche

- ½ taza de arándanos

## INSTRUCCIONES

1. Mezcla en un tazón la vainilla, la leche y la avena.

2. Añade capas de arándanos y plátano por encima.

3. Refrigéralo durante 8 horas.

4. Sirve y disfruta.

NUTRICIÓN: Calorías: 320 cal Grasa: 5 g Proteínas: 13 g Carbohidratos: 65 g

# 5. Frittata de trucha

Listo en: 25 minutos

Porciones: 5

Dificultad: Fácil

**INGREDIENTES**

- ½ cucharadita de sal

- ¼ de taza de hojas de albahaca

- 8 huevos

- 4 onzas de trucha

- ½ taza de crema líquida

- 10 tomates en rodajas

- 3 cucharadas de aceite de oliva

- 1 chalota picada

- 1 bulbo de hinojo picado

- 2 onzas de queso

**INSTRUCCIONES**

1. En un tazón, bate la crema y el huevo hasta que la mezcla quede suave.

2. En una sartén y caliéntala, luego añade el aceite y caliéntalo durante 1 minuto.

3. Añade las chalotas, el hinojo y la sal y cocina durante 4 min.

4. Añade la trucha y los tomates y cocina durante 1 minuto.

5. Sube el huevo cocido raspando el fondo de la sartén con una espátula.

6. Repite dos veces.

7. Espolvorea la albahaca y el queso por encima.

8. Asa la frittata en la parrilla precalentada durante 4 o 5 min.

9. Enfría y sirve.

NUTRICIÓN: Calorías: 190 cal Grasa: 13 g Proteínas: 15 g Carbohidratos: 1.5 g

# 6. Salchichas con pimientos

Listo en: 60 minutos

Porciones: 6

Dificultad: Media

**INGREDIENTES**

- ¼ de taza de albahaca picada

- 3 cucharadas de aceite de oliva

- Sal al gusto

- 3 pimientos morrones

- 1 cucharada de vinagre

- Pimienta al gusto

- 2 dientes de ajo picados

- 6 salchichas cortadas en rodajas

- 2 cucharadas de orégano seco

- 1 cebolla cortada en rodajas

- 1 cucharada de pimiento rojo picado

**INSTRUCCIONES**

1. Bate en un tazón el pimiento rojo, el aceite, el orégano, el vinagre y el ajo.

2. Añade las cebollas y los pimientos en un tazón y cubre con las salchichas.

3. Métalo en el horno precalentado durante 45 minutos a 400°.

4. Cubre con albahaca y disfrutar.

NUTRICIÓN: Calorías: 208.3 cal Grasa: 9.2 g Proteínas: 17.7 g Carbohidratos: 12.5 g

# 7. Desayuno con queso y salchichas

Listo en: 15 minutos

Porciones: 4

Dificultad: Fácil

**INGREDIENTES**

- 6 huevos

- ¾ de taza de queso rallado

- ¾ de taza de leche

- 6 salchichas de cerdo

**INSTRUCCIONES**

1. Fríe las salchichas en la sartén a fuego medio.

2. Córtalas en trozos pequeños.

3. Bate la leche y los huevos en un tazón.

4. En una sartén y vierte los huevos en ella, luego añade el queso y cocina.

5. Cuando los huevos estén cocidos, mézclalos con la salchicha.

6. Sirve y disfruta.

NUTRICIÓN: Calorías: 313 cal Grasa: 23.2 g Proteínas: 22.5 g Carbohidratos: 3 g

# 8. Calabacín cremoso

Listo en: 20 minutos

Porciones: 6

Dificultad: Fácil

## INGREDIENTES

- Queso, rallado

- 1 ½ cucharadita de ajo picado

- 4 calabacines picados

- 6 onzas de queso crema en cubos

- ⅛ cucharadita de pimienta molida

- 2 cucharadas de aceite de oliva

- ¼ cucharadita de sal

- Nuez moscada molida

- 1 taza de crema

## INSTRUCCIONES

1. Saltea el calabacín en una sartén durante 4-5 minutos.

2. Añade el ajo en ella y cocinar durante un minuto.

3. Ahora escurre el calabacín de la sartén.

4. En la misma sartén, añade la crema y el queso crema y cocina a fuego lento.

5. Añade la mezcla de calabacín en esta sartén y cocina removiendo.

6. Espolvorea con nuez moscada, pimienta y sal.

7. Sirve y disfruta.

NUTRICIÓN: Calorías: 211.6 cal Grasa: 18.9 g Proteínas: 4.4 g Carbohidratos: 7.6 g

# 9. Col rizada y queso

Listo en: 15 minutos

Porciones: 8

Dificultad: Fácil

## INGREDIENTES

- 2 tazas de queso Cheddar rallado

- 2 manojos de col rizada

## INSTRUCCIONES

1. Lava y seca la col rizada y cortarla en rodajas finas.

2. Rociar con aceite de cocina las bandejas para hornear.

3. Extiende la col rizada sobre las bandejas de hornear y cúbrela con queso cheddar.

4. Hornea en el horno precalentado a 425 F durante 10-12 minutos.

5. Sirve y disfruta.

NUTRICIÓN: Calorías: 170 cal Grasa: 10.1 g Proteínas: 10.7 g Carbohidratos: 11.6 g

# 10. Quiche de tomate

Listo en: 1 hora 10 minutos

Porciones: 8

Dificultad: Difícil

## INGREDIENTES

- 1 ½ taza de crema

- Masa

- 4 huevos

- 1 taza de cebolla picada

- 2 tazas de queso

- 1 cucharadita de sal

- 2 cucharadas de mantequilla

- ¼ cucharadita de tomillo seco

- 4 tomates picados

- ¼ de cucharadita de pimienta

## INSTRUCCIONES

1. Enrolla la masa y transferirla a la bandeja de horno como una corteza.

2. Sofríe la cebolla en una sartén a fuego medio y en ella el tomillo, la sal, el tomate y la pimienta.

3. Cocínalo durante 10-12 minutos a fuego medio.

4. En una bandeja para hornear, añade el queso y cubrirlo con los tomates y espolvorea el resto del queso.

5. Bate los huevos en un tazón aparte y viértelos.

6. Hornéalo en el horno precalentado a 425 Fahrenheit durante 10-12 minutos.

7. Reduce el calor del horno a 325 Fahrenheit y hornéalo durante 40 minutos.

NUTRICIÓN: Calorías: 484 cal Grasa: 35 g Proteínas: 15 g Carbohidratos: 7 g

# 11. Quiche de salmón

Listo en: 1 hora 10 minutos

Porciones: 8

Dificultad: Difícil

## INGREDIENTES

- 1 cucharada de mantequilla

- ¼ de cucharadita de sal

- 1 molde de pastelería, sin hornear

- 2 tazas de crema

- 1 cebolla picada

- 5 huevos

- 2 tazas de queso rallado

- Perejil

- 1 lata de salmón

## INSTRUCCIONES

1. En una sartén, añade mantequilla y rehogar las cebollas en ella.

2. Añade el queso a la corteza y luego pon encima la cebolla y el salmón.

3. Bate la sal, la crema y la cebolla en un tazón y viértela sobre la mezcla de salmón.

4. Ahora, hornéalo durante 50 minutos a 350 Fahrenheit.

5. Sirve y disfruta.

NUTRITION (por rebanada): Calorías: 448 cal Grasa: 29 g Proteínas: 26 g Carbohidratos: 18 g

# Capítulo 2: Recetas para el almuerzo

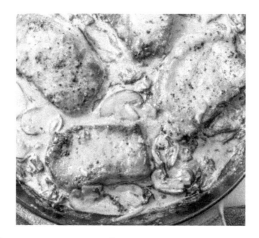

## 1. Albóndigas De Cordero

Listo en: 50 minutos

Porciones: 4

Dificultad: Media

**INGREDIENTES**

- 1 huevo picado

- 1 libra de cordero

- 2 cucharadas de perejil picado

- 3 bulbos de ajo picados

- 1 cucharadita de comino

- 2 cucharaditas de orégano picado

- ½ cucharadita de pimienta negra

- 1 cucharadita de sal

- 3 cucharadas de aceite de oliva

- ¼ cucharadita de chile rojo en polvo

Aderezo

- 1 ½ taza de albahaca

- 1 ½ taza de yogur

- ½ taza de mayonesa

- ¼ de cebollino picado

- ½ perejil

- 1 cucharada de néctar de limón

- ¼ taza de orégano

- Pimienta negra al gusto

- 2 bulbos de ajo

- Sal al gusto

## INSTRUCCIONES

1. Precalienta el horno a 425 Fahrenheit. Usando papel pergamino, cubre una bandeja grande para hornear. Combine todos los ingredientes excepto la salsa en un tazón.

2. Haz albóndigas con la masa.

3. Rocía con aceite y hornear durante 20 minutos.

4. Mientras tanto, bate los ingredientes de la salsa en un tazón y mezcla.

5. Sirve las albóndigas calientes con una salsa para mojar hecha con el aderezo diosa verde.

NUTRICIÓN: Calorías: 670 kcal Grasa: 198 g Proteínas: 48 g Carbohidratos: 67 g

# 2. Chuletas de cordero con salsa de ajo y menta

Listo en: 21 minutos

Porciones: 4

Dificultad: Fácil

## INGREDIENTES

- ½ cucharadita de sal
- 3 libras de cordero en rodajas
- ½ cucharadita de pimienta negra
- 2 cucharadas de aceite de oliva
- Salsa de menta y ajo
- 1 cucharada de vinagre
- 3 bulbos de ajo
- 1 cucharada de aceite de sésamo
- 2 cucharadas de salsa de soja
- 2 cucharadas de menta picada
- ½ cucharadita de pimienta roja

## INSTRUCCIONES

1. Prepara la barbacoa y el cordero: Precalienta la sartén de la barbacoa a fuego alto hasta que esté casi humeante. Todos los lados de las chuletas de cordero deben estar sazonados con sal y pimienta.

2. Prepara la salsa: En un vaso mezclador, bate todos los ingredientes de la salsa.

3. Asa a la parrilla: Cubre o limpia la sartén de la parrilla con aceite de oliva o spray para cocinar. Dora las chuletas durante 2 minutos en la sartén de la parrilla caliente, luego dales la vuelta y caliéntelas durante 3 minutos y medio a temperatura media o 2 minutos y medio a temperatura media.

4. Para comer, rocía una cantidad generosa de salsa de ajo y menta sobre cada chuleta.

NUTRICIÓN: Calorías: 482 kcal Grasa: 26 g Proteínas: 5 g Carbohidratos: 2 g

## 3. Hash de patata y remolacha con huevos escalfados y verduras

Listo en: 45 minutos

Porciones: 5

Dificultad: Fácil

**INGREDIENTES**

- 2 tazas de patata dorada picada

- 2 cucharadas de aceite de oliva

- 1 taza de cebolla picada

- 1 cucharada de salvia picada

- 2 tazas de boniato picado

- 1 taza de remolacha roja cocida

- 3 bulbos de ajo picados

- ½ cucharadita de pimienta negra

- ½ cucharadita de sal

- 4 huevos

- 5 cucharaditas de vinagre de vino

- 6 tazas de achicoria

- ½ cucharadita de mostaza

## INSTRUCCIONES

1. Calienta a fuego medio 1 cucharada de aceite en una sartén grande antiadherente. Añade la cebolla a la sartén y asarla durante 5 minutos, o hasta que esté dorada y tierna. Cocina, revolviendo regularmente, durante 25 minutos o hasta que las patatas estén blandas, añadiendo 2 cucharaditas de salvia y el ajo al gusto. Cocina durante 10 minutos, revolviendo regularmente, después de añadir las remolachas, ¼ de cucharadita de sal y ¼ de cucharadita de pimienta.

2. Llena una sartén grande con 2 tercios de agua. Reduce a fuego lento después de llevar a ebullición y procede a la cocción. Añade ya cucharada de vinagre. Cada huevo debe dividirse en una taza de flan y verterse cuidadosamente en la sartén. Cuece durante 3 minutos, o hasta que estén cocidos a su gusto. Con una espumadera, raspe los huevos de la sartén. Esparcir uniformemente ½ cucharadita de salvia sobre los huevos.

3. En un cuenco grande, bate la 1 cucharada de aceite restante, 2 cucharaditas de vinagre, ¼ de sal, ½ cucharadita de salvia, ¼ de pimienta y la mostaza. Sirve con los huevos y el hachís.

NUTRICIÓN: Calorías: 329 kcal Grasa: 11.5 g Proteínas: 11.7 g Carbohidratos: 45.5 g

# 4. Cordero marroquí

Listo en: 45 minutos

Porciones: 4

Dificultad: Media

## INGREDIENTES

- 3 cucharaditas de canela

- 500 g de cordero

- 2 cucharaditas de pimentón

- Aceite de oliva

- 2 tomates en rodajas

- 1 cucharada de perejil picado

- ½ cucharadita de ajo picado

## INSTRUCCIONES

1. En una sartén grande, calienta el aceite. Cocina el cordero completamente por ambos lados sin utilizar más aceite. Añade las especias y cocina a fuego lento durante otros minutos o hasta que estén fragantes.

2. Lleva a ebullición los tomates y el perejil, luego reduce a fuego lento y asa durante 30 minutos, o hasta que el cordero esté tierno. Sirve con más perejil por encima.

NUTRICIÓN: Calorías: 350 kcal Grasa: 22 g Proteínas: 27 g Carbohidratos: 13 g

# 5. Pastel de carne de cordero paleo

Listo en: 110 minutos

Porciones: 6

Dificultad: Difícil

**INGREDIENTES**

- ½ cebolla picada

- 2 cucharadas de aceite de oliva

- Sal al gusto

- 2 costillas de apio picadas

- 1 ¼ de libra de cordero

- ½ cucharadita de chile

- ½ taza de harina de coco

- 2 huevos picados

- ½ cucharadita de perejil

- 1/3 taza de ketchup

- ½ cucharadita de romero

- ½ cucharadita de albahaca

- 1 cucharadita de comino

- ½ cucharadita de tomillo

- ½ taza de feta de cabra

- 2 cucharaditas de salsa de coco

## INSTRUCCIONES

1. Precalienta el horno a 400 Fahrenheit. Usando papel pergamino, hornea el molde de tal manera que se estira sobre los lados y forme asas.

2. En una sartén mediana, calienta el aceite de oliva a fuego medio-bajo. Cocina, revolviendo ocasionalmente, hasta que las cebollas y el apio estén blandos durante unos 10-15 minutos.

3. Combina todos los ingredientes restantes, revuelve y mezcla bien. Llena la bandeja de horno hasta la mitad con la masa. Se puede esparcir cátsup por encima.

4. Coloca la bandeja en el interior y precalienta el horno. Para evitar que la parte superior se agriete, colocar un recipiente con agua caliente en la rejilla del horno, debajo de la bandeja del pastel de carne. Hornea durante una hora.

5. Sirve y disfruta.

NUTRICIÓN: Calorías: 215 kcal Grasa: 14 g Proteínas: 17 g Carbohidratos: 5 g

# 6. Salteado de ternera y nueces con arroz con verduras

Listo en: 20 minutos

Porciones: 2

Dificultad: Fácil

**INGREDIENTES**

- 1 chile rojo en polvo

- 1 cucharada de aceite de coco

- 2 cucharaditas de miel

- 2 filetes, cortados en rodajas

- 3 cucharadas de nueces tostadas

- 3 rodajas de cebolla

- 2 cucharaditas de aceite de coco

- ½ taza de albahaca

- 6 brócolis cortados en trozos

- 4 coliflores cortados en trozos

- Pimienta negra al gusto

- ½ néctar de limón

- Sal al gusto

## INSTRUCCIONES

1. En un wok, hasta que esté calienta, calienta la mitad del aceite.

2. Cocina durante 2-3 minutos con el pimiento antes de retíralo del wok.

3. Se fríe durante 3 minutos la carne de vacuno en el aceite restante, luego se añaden los pimientos, las cebolletas y las nueces, junto con la salsa de soja o tamari y la miel.

4. Se cocina durante 1 minuto, revolviendo bien.

5. Sazona al gusto con pimienta y sal antes de mezclar con las hojas de albahaca justo antes de comer.

6. Tritura la coliflor y el brócoli hasta que estén bien picados.

7. Calienta el aceite de coco en una sartén grande y cocina las verduras durante 5 minutos, revolviendo continuamente.

8. Sólo antes de servir la carne, sazona y añade la ralladura de limón y el jugo.

NUTRICIÓN: Calorías: 731 kcal Grasa: 25 g Proteínas: 51 g Carbohidratos: 17 g

# 7. Arroz libanés cargado: Yahvé

Listo en: 50 minutos

Porciones: 5

Dificultad: Fácil

**INGREDIENTES**

- Aceite de oliva

- 1 ½ tazas de arroz de grano

- 1 libra de carne de vacuno

- 1 cebolla en rodajas

- ½ cucharadita de pasta de ajo

- 1 ¾ de cucharadita de pimienta de Jamaica

- Pimienta al gusto

- ¾ cucharadita de canela

- ¾ de clavo de olor molido

- Sal al gusto

- ½ taza de pino

- ½ taza de perejil en rodajas

- ½ taza de pasas

- ½ taza de almendras

## INSTRUCCIONES

1. Pon en remojo el arroz en agua con chile durante 15 minutos.

2. En una olla, calentar el aceite. Añade las cebollas rojas cortadas, cocinar a fuego medio-alto momentáneamente; en ese momento, se añade la carne picada. Sazonar la mezcla de carne con pimienta de Jamaica (un ¼ de cucharadita), ajo picado, clavo de olor molido (½ cucharadita), canela molida (½ cucharadita), sal y pimienta. Cocina hasta que la carne esté completamente caramelizada (8-10 minutos).

3. Cubre la carne con el arroz. El arroz se sazona con sal y el resto de la pimienta de Jamaica, la canela y el clavo molido. Añade una cucharada de aceite de oliva para cubrir el arroz y 2 ½ tazas de agua.

4. Cambia la temperatura al máximo y lleva el líquido a una burbuja en movimiento. Deja burbujear hasta que el líquido haya disminuido fundamentalmente (ver imagen inferior).

5. Cambia la temperatura a bajo y tapa; deja cocer durante 20 minutos o hasta que la humedad se haya ingerido y el arroz no esté. Retira del calor y pon en un lugar seguro durante 10 minutos.

6. Destapa la olla de arroz y coloca una enorme bandeja redonda para servir en el lanzamiento de la olla de arroz. Con cuidado se voltea la sustancia de la olla sobre la bandeja.

7. Adorna con almendras, piñones tostados, pasas y perejil.

NUTRICIÓN: Calorías: 389 kcal Grasa: 30.9 g Proteínas: 20.1 g Carbohidratos: 11.1 g

# 8. Carne en conserva y puré de calabaza

Listo en: 30 minutos

Porciones: 4

Dificultad: Fácil

## INGREDIENTES

- 3 tazas de carne en conserva cocida

- 1 cabeza de coliflor fresca picada

- ½ cebolla amarilla picada

- 1 cucharada de aceite de oliva

- Sal y pimienta

- 1 cucharadita de condimento cajún

- Opcional: 4 huevos

- Guarnición: Perejil fresco picado

## INSTRUCCIONES

1. En una sartén de tamaño medio y calienta en ella aceite de oliva.

2. Pon agua en un tazón y pon un poco de coliflor picada.

3. Mete el tazón en el microondas durante 3-5 minutos.

4. En otro sartén saltea la cebolla en ella a fuego medio.

5. Añade 2-3 cucharadas de agua.

6. Una vez que la coliflor esté cocida al vapor, dejarla reposar un tiempo.

7. Añade la coliflor y los condimentos en la sartén y mezcla bien.

8. Ahora agrega la carne de res y cocina de 3 a 5 minutos.

9. Pon un poco de sal y pimienta al gusto y adornar con perejil y cubrir con los huevos.

10. Sirve y disfrutar.

NUTRICIÓN: Calorías: 221 Cal Grasa: 14 g Proteínas: 23 g Carbohidratos: 2 g

# 9. Lubina al horno con pesto, calabacín y zanahorias

Listo en: 25-35 minutos

Porciones: 4

Dificultad: Fácil

## INGREDIENTES

- ¾ de cucharadita de sal

- 4 filetes de lubina, de aproximadamente 1 pulgada de grosor

- ½ cucharadita de pimienta negra recién molida

- ¼ de taza de pesto, comprado o hecho en casa

- 3 zanahorias ralladas

- 1 calabacín rallado

- 2 cucharadas de aceite de oliva

- ¼ de taza de vino blanco seco

## INSTRUCCIONES

1. En un recipiente para hornear, coloca papel de aluminio encima y calienta el microondas a 400.

2. Frota el pescado con pimienta y sal.

3. Úntalo con pesto. Cúbrelo con zanahorias y cubre con calabacín.

4. Recoge el papel de aluminio y rocía con aceite de oliva. Haz un paquete cerrado y ponlo en la bandeja del horno.

5. Hornéalo durante 10-15 minutos. Abre el paquete y pásalos a los platos.

6. Disfruta.

NUTRICIÓN: Calorías: 265 Cal Grasa: 10 g Proteínas: 34 g Carbohidratos: 9 g

# 10. Chili de atún con Sriracha

Listo en: 20 minutos

Porciones: 5

Dificultad: Fácil

## INGREDIENTES

- 2 cucharadas de aceite de canola

- 2 tazas de atún

- 15 onzas de verduras fritas

- 16 onzas de frijoles rojos

- 1.25 onzas de condimento de chili

- 15 onzas de frijoles

- 10 cucharadas de salsa

- 10 cucharadas de salsa de chile

- 50 g de Sriracha

- 28 onzas tomates picados

- 2 cucharadas de ajo

## INSTRUCCIONES

1. Pon los frijoles en un tazón y enjuágalas bien.

2. Escurre el atún

3. En una sartén y calentar el aceite de oliva a fuego medio.

4. Una vez que la sartén esté caliente, añade el resto de ingredientes a la misma y mezcla bien.

5. Cocina durante 15-20 minutos y sigue moviendo con una espátula a intervalos regulares.

6. Sirve y disfruta.

NUTRICIÓN: Calorías: 380 Cal Grasa: 6 g Proteínas: 32 g Carbohidratos: 49.5 g

# 11. Bacalao escalfado con tomate y azafrán

Listo en: 10-15 minutos

Porciones: 4

Dificultad: Fácil

## INGREDIENTES

- 2 cucharadas de aceite de oliva

- 2 dientes de ajo machacados

- 1 cucharadita de pimienta machacada

- 14.5 onzas de tomates

- ¼ de taza de vino

- 2 hojas de laurel

- Hilos de azafrán

- Una pizca de sal Kosher, pimienta recién molida

- 4 onzas de filetes de bacalao sin piel

## INSTRUCCIONES

1. En una sartén y calienta el aceite de oliva a fuego medio.

2. Añade el ajo y la pimienta de Alepo. Cocinar durante 3-5 minutos.

3. Aplasta los tomates con las manos y añádelos junto con las hojas de laurel y 1-4 tazas de agua. Cocina y deja hervir.

4. Condimenta con sal y pimienta.

5. Pasa el bacalao a los cuencos y acompañarlo con el líquido de escalfado.

6. Disfruta.

NUTRICIÓN: Calorías: 429 Cal Grasa: 15 g Proteínas: 37 g Carbohidratos: 38 g

# 12. Rábanos asados con ajo y parmesano

Listo en: 50 minutos

Porciones: 4

Dificultad: Fácil

## INGREDIENTES

- 2 cucharaditas de romero picado

- 2 manojos de rábanos

- 4 bulbos de ajo picado

- 2 aceite de oliva

- 2 cucharadas de mantequilla

- ¼ de taza de queso

- Sal al gusto

## INSTRUCCIONES

1. Precalienta el horno a 400°Fahrenheit y cubre una bandeja para hornear con papel pergamino.

2. Combina los rábanos, la mantequilla derretida, el ajo picado, el romero, la canela y la pimienta en un tazón para mezclar. Mezcla todo junto a y asa por 45 minutos.

3. Cubre todos los rábanos con queso parmesano. Cocina por otros 5 minutos o hasta que esté dorado y crujiente. Cuando termine, sirva los rábanos asados.

NUTRICIÓN: Calorías: 87 kcal Grasa: 7 g Proteínas: 2 g Carbohidratos: 2 g

# 13. Filetes de col asados al balsámico

Listo en: 40minutos

Porciones: 6

Dificultad: Media

## INGREDIENTES

- ½ cucharadita de mostaza

- ¼ de taza de aceite de oliva

- 2 cucharadas de vinagre

- ½ cucharadita de miel

- 1 bulbo de ajo picado

- Perejil al gusto

- Sal y pimienta negra al gusto

## INSTRUCCIONES

1. Precalienta el horno a 400°Fahrenheit.

2. Engrasa suavemente una bandeja para hornear y apártala.

3. Corta la parte inferior de la col (raíz) y colócala en la tabla de cortar con el extremo plano hacia arriba; córtala en rodajas de 1 pulgada de grosor.

4. Coloca las rodajas de col en la bandeja para hornear ya preparada.

5. En un vaso mezclador, añade el aceite de oliva virgen extra, el vinagre balsámico, la mostaza, el ajo, el azúcar, la sal y la pimienta.

6. Rocía todos los lados de los filetes de col con el glaseado balsámico preparado.

7. Asa durante 20 a 25 minutos, o hasta que las papas estén crujientes y tiernas.

NUTRICIÓN: Calorías: 87 kcal Grasa: 9 g Proteínas: 0.5 g Carbohidratos: 1 g

# 14. Ensalada de berenjena, tomate y menta a la plancha

Listo en: 40 minutos

Porciones: 4

Dificultad: Media

**INGREDIENTES**

- Sal al gusto

- 2 berenjenas cortadas en trozos

- Aceite de oliva al gusto

- Pimienta negra al gusto

- 2 cucharadas de néctar de limón

- 1 bulbo de ajo picado

- 1 cucharada de azúcar

- 1 cucharada de chile rojo

- ¼ de taza de menta picada

- 6 cucharadas de aceite de oliva

- ½ tomates de uva

- ½ taza de perejil picado

**INSTRUCCIONES**

1. Sala la berenjena generosamente y extenderla en una bandeja de horno forrada con una toalla en una sola capa. Después de 30 minutos, seca la berenjena y rociar generosamente con aceite de oliva por ambos lados y reserva.

2. En un encendedor de carbón para barbacoa, enciende 6 cuartos de carbón y caliéntalo hasta que las brasas estén llenas de una fina capa de ceniza gris, unos 15 minutos. Cubre la mitad de la barbacoa con carbón, tapar con la rejilla y calienta durante 5 minutos. Limpia la rejilla con un raspador.

3. Asa la berenjena durante 2-4 minutos, o hasta que se dore. Cocina durante otros 3 minutos hasta que la berenjena esté finamente dorada y tierna.

4. Para hacer la emulsión, mezcla el ajo, la cayena, el néctar de limón, la pimienta, el azúcar, una pizca de sal y 6 cucharadas de aceite de oliva.

5. Corta la berenjena para hacerla en tiras de medio centímetro de ancho, y mezcla con el aderezo.

NUTRICIÓN: Calorías: 310 kcal Grasa: 27.6 g Proteínas: 2.9 g Carbohidratos: 16.3 g

# Capítulo 3: Recetas para la cena

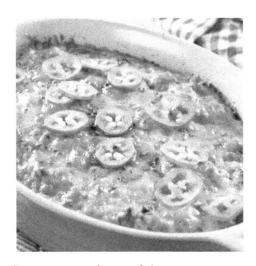

## 1. Cazuela de cangrejo cajún

Listo en: 65 minutos

Porciones: 6

Dificultad: Media

**INGREDIENTES**

- 2 ½ cucharadas de mantequilla

- 1/3 taza de apio picado

- 1/3 tazas de cebollino cortado en rodajas

- ½ taza de pasta de chile verde

- 6 cucharadas de mayonesa

- 2 dientes de pasta de ajo

- 1 cucharada de mostaza

- 2 cucharaditas de salsa

- 2 cucharaditas de perejil picado

- Sal al gusto

- 1 cucharadita de salsa tabasco

- 1 cucharadita de pimienta de cayena

- 1 huevo

- 1 taza de nata

- 1 trozo de carne de cangrejo

- Pimentón al gusto

## INSTRUCCIONES

1. Añade la mantequilla a una cacerola y derrítela a fuego medio. Añade en ella el apio, el ajo, las cebolletas y el pimiento y cocínalo durante un tiempo hasta que las verduras estén tiernas.

2. Retira la sartén del fuego y añade otros ingredientes como la mostaza, la mayonesa, el perejil, la salsa Worcestershire, la sal, la cayena y el tabasco y revuelve hasta que estén completamente mezclados.

3. Añade esta mezcla al huevo y mézclalos suavemente.

4. Ahora añade la carne de cangrejo y vierte esta mezcla en la cazuela.

5. Rocía la crema por toda la mezcla

6. Coloca esta mezcla en el horno ya calentado a 350°F y hornear durante 20 minutos.

7. Sirve inmediatamente

NUTRICIÓN: Calorías: 450 kcal Grasa: 51 g Proteínas: 20 g Carbohidratos: 31 g

## 2. Arroz de coliflor con atún

Listo en: 15 minutos

Porciones: 5

Dificultad: Fácil

**INGREDIENTES**

- 1 cucharada de aceite de coco

- 2 cucharaditas de jengibre picado

- 1 diente de ajo machacado

- ¼ de coliflor cortada en rodajas

- 2 cebollas machacadas

- 1 taza de pimiento picado

- 1 chile picado

- 2 cucharadas de coco

- 2 cucharadas de cilantro machacado

- 3 libras de atún

- 1 cucharada de salsa de soja

- 1 cucharada de néctar de limón

## INSTRUCCIONES

1. Prepara una receta de coliflor, haz sus ramilletes pequeños y luego procésala en un procesador de alimentos, convirtiéndola en un arroz fino.

2. En una sartén, añade aceite de oliva y caliéntalo. Luego agrega otros ingredientes como la coliflor, el pimiento, el ajo, el jengibre, el chile y la cebolleta.

3. Cocínalo durante 1-2 minutos.

4. Ahora añade el atún, el coco y el néctar de limón fresco y cocínalo.

5. Para hacerlo más sabroso, sazónalo con tamari. Sírvelo en caliente.

NUTRICIÓN: Calorías: 108 kcal Grasa: 3 g Proteínas: 7 g Carbohidratos: 9 g

# 3. Hervido de langostas

Listo en: 60 minutos

Porciones: 5

Dificultad: Media

## INGREDIENTES

- 3 libras de langostinos

- 6 onzas de langostinos

- 10 tazas de agua

- 2 cucharadas de condimento cajún

- 1 diente de ajo

- 14 onzas de salchicha

- 1 cucharada de condimento de pimienta de limón

- 1 limón picado

- 3 mazorcas de maíz

- 13 onzas de papas rojas picadas

## INSTRUCCIONES

1. Hierve agua en una olla.

2. Mezcla el condimento, el cangrejo, la pimienta de limón y los camarones y deja que se cocina.

3. Añade las patatas, el ajo, la salchicha, el maíz y las rodajas de limón. Tapa y deja que se cocina durante 10 minutos.

4. Transfiere las langostas a la olla y cocínalas durante 3-4 minutos, con la tapa tapada.

5. Apaga el fuego y deja que las langostas se remojen durante 10 minutos.

6. Retira todos los ingredientes con un colador y sirve inmediatamente. Desecha el agua de cocción de las cigalas.

NUTRICIÓN: Calorías: 317 kcal Grasa: 18 g Proteínas: 16 g Carbohidratos: 22 g

# 4. Almejas de coco tailandesas

Listo en: 30 minutos

Porciones: 5

Dificultad: Fácil

**INGREDIENTES**

- 1 limón cortado en rodajas

- 1 cucharada de aceite de coco

- 1 tallo de hierba limón

- 3 chalotas picadas

- ½ taza de caldo de verduras

- 2 chiles jalapeños

- 1 cucharada de jengibre picado

- 2 cucharadas de salsa

- ½ taza de leche de coco

- 1 cucharada de azúcar

- 2 lb. de carne frita

- 1 cebolleta picada

- Sal al gusto

- ½ taza de hojas de cilantro machacadas

## INSTRUCCIONES

1. Para esta receta, tome una olla a presión, añada aceite y hiérvalo. Luego, añada el sofrito y las chalotas y cocina durante 3-5 minutos hasta que se ablanden y se doren en los bordes.

2. Mientras se cocina, coger un tallo de hierba limón y quitarle las capas exteriores y magullar su núcleo.

3. En una olla instantánea y añade el jengibre, los jalapeños, la salsa de pescado, el azúcar moreno y el tallo de hierba limón. Revuelve continuamente y asegúrate de que el azúcar moreno se disuelve por completo. A continuación, añade la leche de coco y vuelve a revolver durante 5 minutos y cocina a fuego lento.

4. Por último, añada las almejas y cocínelas a fuego lento durante 1-2 minutos. Si alguna almeja no está abierta, retírala. Pruébalo y añade pimienta y sal para hacerlo más sabroso.

5. Sirve las almejas en cuencos.

NUTRICIÓN: Calorías: 233 kcal Grasa: 10 g Proteínas: 12.5 g Carbohidratos: 18 g

# 5. Chili de langosta

Listo en: 35 minutos

Porciones: 5

Dificultad: Media

**INGREDIENTES**

- 2 ½ libras de carne

- 6 panceta picada

- 4 dientes de ajo picados

- 2 cebollas picadas

- 2 chiles jalapeños machacados

- 3 cucharadas de chile rojo

- 2 tazas de frijoles rojos

- 6 tazas de pasta de tomate

- 1 cucharadita de comino

- Sal al gusto

- 1 cucharadita de vinagre de vino

- 4 onzas de chile verde

**INSTRUCCIONES**

1. Toma una olla o un horno y agregue tocino y cocina a fuego lento o medio.

2. Usa una espumadera para sacar el tocino de la olla y resérvalo dejando la grasa del tocino en la olla. No quites la grasa del tocino.

3. Ahora agrega las cebollas en rodajas en la grasa de tocino y cocine durante 3-4 minutos a fuego lento o cuando notes que se ha ablandado.

4. Ahora agrega el ajo, el chile en polvo y los jalapeños, revuélvalos y cocine por 5-10 minutos.

5. Luego agrega tomates, vinagre, frijoles, comino, orégano y sal, revuélvalos de manera similar también.

6. Cocina esta mezcla hasta 20-30 minutos o cuando espese. También se puede agregar humo líquido para darle un sabor ahumado.

7. Ahora es el momento de agregar el tocino reservado, la langosta de Maine y el chile verde. Cocina a fuego lento durante unos minutos.

NUTRICIÓN: Calorías: 419 kcal Grasa: 13.5 g Proteínas: 7 g Carbohidratos: 50.2 g

# 6. Huevos rellenos de langosta

Listo en: 68 minutos

Porciones: 24

Dificultad: Media

## INGREDIENTES

- 1 cucharada de pimentón

- 12 huevos, cocidos

- 1 ½ cucharadita de mostaza

- Cebollín picado

- ¾ taza de mayonesa

- ½ cucharadita de pimienta negra

- Pimiento rojo al gusto

- Sal al gusto

- 1 taza de langosta picada, cocida

## INSTRUCCIONES

1. Para hacer huevos rellenos de langosta los ingredientes principales son los huevos y las langostas. Primero, usando un cuchillo a lo largo, corta los huevos. Toma un tazón y un plato para servir. Vierte la yema de huevo en el tazón mientras que la clara de huevo en el plato para servir. Con un tenedor, tritura la yema de huevo y agrega mayonesa. Usando una batidora, mézclalos suavemente. Luego agrega la langosta y revuelva

2. Por encima de la clara de huevo, rocía pimentón y cebollino, tápalo y colócalo en el congelador. Cuando esté frío, estará listo para servir.

NUTRICIÓN: Calorías: 141 kcal Grasa: 11 g Proteínas: 7 g Carbohidratos: 2 g

# 7. Almejas al vapor en salsa de tomate picante

Listo en: 60 minutos

Porciones: 4

Dificultad: Media

**INGREDIENTES**

- 1 cucharadita de néctar de naranja

- 4 ½ libras de almejas

- 1 taza de vino

- 2 cucharadas de aceite de oliva

- 1 cebolla picada

- 28 onzas de jugo de tomates

- ¼ de chile rojo

- ¼ de cucharadita de azúcar

- Azafrán al gusto

- 1 cucharadita de tomillo

- Sal al gusto

- Aceite de oliva

- 4 cucharadas de perejil picado

- Néctar de limón

# INSTRUCCIONES

1. Limpia las almejas con una herramienta pequeña, como un cepillo de dientes, después de enjuagarlas con muchos cambios de agua. Todo lo que sea accesible o tenga cáscaras rotas debe desecharse.

2. Coloca el vino en una cacerola ancha con tapa lo suficientemente grande para contener cada una de las almejas. Pon a hervir, luego minimizar a la mitad del número original. Agrega unas almejas, tapa y cocina durante 2-3 minutos a fuego alto, revolviendo la sartén periódicamente antes de que se abran las almejas. Apaga la llama. Las que no se hayan abierto pueden desecharse.

3. Lava las almejas en un colador en un recipiente forrado con una gasa. En tazas diferentes, apartar el líquido y las almejas. Sostén tus almejas en sus conchas o córtalas, lo que sea más práctico para servir.

4. En una sartén o cazuela grande, ancha y con tapa, calienta el aceite de oliva a fuego medio y agregue las chalotas. Cocina por 3 minutos, revolviendo regularmente, hasta que las verduras estén suaves, luego incorpore el ajo y las hojuelas de pimiento rojo. Cocina, revolviendo continuamente durante 30 segundos a 1 minuto hasta que esté fragante, luego agrega los tomates con jugo, tomillo, ralladura de naranja, azafrán, azúcar y almejas líquidas. Sazona con sal y pimienta al gusto, luego deja hervir a fuego medio durante 20-25 minutos, revolviendo regularmente, hasta que la mezcla esté bien cocida y esté muy fragante. Sazona con sal y pimienta al gusto.

5. Calienta las almejas en la salsa de tomate, revolviendo continuamente. Agrega el perejil o el cilantro y sirve en tazas grandes para sopa. Rocía cada porción con un poco de aceite de oliva y varias gotas de néctar de limón.

NUTRICIÓN: Calorías: 602 kcal Grasa: 12 g Proteínas: 77 g Carbohidratos: 32 g

# 8. Paté de bacalao ahumado

Listo en: 15 minutos

Porciones: 5

Dificultad: Fácil

**INGREDIENTES**

- 3 cucharadas de yogur

- 2 filetes de bacalao ahumado

- ½ cucharada de néctar de limón

Para servir

- Ensalada de manzana

- 8 tortas de avena

- 4 rábanos picados

- 4 palitos de apio

- 4 alcachofas

Ensalada de manzana

- 100 g de col picada

- 100 ml de crema

- Néctar de 1 limón

- 1 cucharadita de mostaza

- 100 g de hinojo picado

- 1 zanahoria picada

## INSTRUCCIONES

1. En un tazón, agrega el bacalao y mézclelo suavemente. Luego agregue yogur, pimienta negra y néctar de limón. Utilizando una batidora mallas estos ingredientes además de hacer una pasta grumosa. Vierte esta mezcla en un tazón y estará lista para servir.

2. Este paté con trozos se puede servir junto con ensalada de col y otros ingredientes en el plato de servir.

3. Para preparar ensalada de col con una batidora, haz una mezcla de néctar de limón, crème Fraiche y mostaza. Además, agrega verduras y frutas como manzanas.

NUTRICIÓN: Calorías: 331 kcal Grasa: 12 g Proteínas: 52 g Carbohidratos: 1 g

# 9. Tomates cherry con hierbas

Listo en: 10 minutos

Porciones: 4

Dificultad: Fácil

## INGREDIENTES

- ½ cucharadita de azúcar
- 4 tazas de tomates cherry
- 3 cucharadas de vinagre
- ¼ de taza de aceite
- ¼ de taza de perejil picado
- 1 ½ cucharadita de orégano picado
- 1 ½ cucharadita de albahaca picada
- ½ cucharadita de sal

## INSTRUCCIONES

1. En un tazón, echa los tomates en él y añade sal, pimienta y vinagre, albahaca, orégano y perejil. Añade los tomates en él.

2. Sirve con hojas de lechuga.

NUTRICIÓN: Calorías: 56 cal Grasa: 5 g Proteínas: 1 g Carbohidratos: 4 g

# 10. Ensalada rusa de espinacas al ajillo

Listo en: 35 minutos

Porciones: 6

Dificultad: Fácil

## INGREDIENTES

- 2 dientes de ajo picados

- 1 ¾ tazas de caldo de pollo

- 4 tazas de verduras picadas

## INSTRUCCIONES

1. En una cazuela, añade el caldo, las verduras y el ajo, cocínalo hasta que las verduras se ablanden y el caldo llegue a hervir, añade la sal y la pimienta al gusto.

2. Cuela el agua de las verduras y servir.

NUTRICIÓN: Calorías: 208 cal Grasa: 18.3 g Proteínas: 2.7 g Carbohidratos: 9.8 g

# 11. Col de Milán con piñones y semillas de sésamo

Listo en: 25 minutos

Porciones: 4

Dificultad: Fácil

## INGREDIENTES

- 3 cucharadas de vinagre balsámico
- 1 col de col rizada
- 1 cebolla
- Sal al gusto
- 3 cucharadas de semillas de sésamo
- 4 cucharadas de aceite de oliva
- 3 cucharadas de piñones
- Pimienta negra al gusto

## INSTRUCCIONES

1. Corta el repollo en rodajas. En una cacerola, hierve agua con un poco de sal y añade el repollo y blanquea.

2. Toma las cebollas y cortarlas en aros, sofríe en el aceite con unos piñones y dejar cocer unos 5 minutos. Agrega el repollo, la pimienta y la sal.

3. Rocía vinagre y adórnalo con cebollas.

4. Sírvelo y disfrútalo.

NUTRICIÓN: Calorías: 126 kcal  Grasa: 7 g  Proteínas: 5 g
Carbohidratos: 15 g

# 12. Repollo Relleno con Ricotta y Piñones

Listo en: 50 minutos

Porciones: 4

Dificultad: Media

## INGREDIENTES

- 1 ½ cucharada de azúcar

- 2 cucharadas de mantequilla

- ⅛ taza de arroz

- 1 ½ onzas de fideos1 ¼ de taza de agua

- 1 repollo

- Sal al gusto

- 1/3 taza de piñones tostados

- ¼ de taza de queso parmesano rallado

- ¾ taza de ricota

- 1 ½ taza de caldo de verduras

- 3 cucharadas de albahaca picada

- 3 dientes de ajo picados

- 4 cucharadas de perejil picado

- Pimienta negra al gusto

## INSTRUCCIONES

1. En una sartén, agrega mantequilla, deja que se derrita, agrega el piñón, mezcla las nueces en la masa y luego agrega el arroz y el agua. Déjalo hervir a fuego lento durante 10-15 minutos.

2. Corta el repollo y escáldalo en agua salada durante 5 minutos y luego sécalo.

3. Agrega 2 cucharadas de queso (parmesano), ajo, sal, pimienta, albahaca y perejil, mezcla todo. Agrega esta mezcla de nueces a un plato refractario y agrega repollo en la parte superior de la mezcla de nueces y arroz. Vierte la mezcla de caldo, sal, azúcar y pimienta por encima y hornea durante 35 minutos hasta que se evapore el líquido.

NUTRICIÓN: Calorías: 963 cal Grasa: 48 g Proteínas: 21 g Carbohidratos: 114 g

# 13. Col roja con manzana, piñones y pasas de Corinto

Listo en: 30 minutos

Porciones: 5

Dificultad: Fácil

## INGREDIENTES

- 2 cucharadas de extracto de lima
- 3 ½ tazas de col picada
- 1 manzana picada
- ½ cebolla picada
- ¼ de taza de piñones tostados
- 2 dientes de ajo picados
- ¼ de taza de pasas sultanas
- Sal al gusto

## INSTRUCCIONES

1. En una cacerola grande, agrega un poco de aceite, sofríe el repollo, la cebolla, el ajo durante 5-6 minutos en aceite. Espolvorea pimienta, sal y agua; cocina hasta que el agua se evapore y el repollo se ablande.

2. Añade las pasas sultanas de piñones y mézclalas todas y cocina unos minutos. ¡Sirve y disfruta!

NUTRICIÓN: Calorías: 963 kcal Grasa: 48 g Proteínas: 21 g Carbohidratos: 114 g

# 14. Farfalle con col de Milán, panceta y mozzarella

Listo en: 35 minutos

Porciones: 5

Dificultad: Media

**INGREDIENTES**

- 7 onzas de queso picado, mozzarella

- ¼ de taza de aceite de oliva

- 3 cucharadas de piñones

- ¼ de libra de panceta picada

- 2 cucharaditas de tomillo picado

- 1 ¾ de libra de col salada

- 1 diente de ajo picado

- ¼ de taza de queso rallado, parmesano

- Sal al gusto

- ½ taza de agua

- Pimienta al gusto

- 1 libra de farfalle

## INSTRUCCIONES

1. En una sartén grande, agrega aceite y panceta y fríelo hasta que esté dorado. Tamiza y pica.

2. Saltea los piñones en una cacerola y ponlos en un plato ahora; en la sartén, agrega el tomillo y el ajo, revuelve y pon un poco de repollo, espolvorea pimienta, parmesano, sal y un poco de agua, cocina a fuego lento

3. Hierve un farfalle.

4. Pon la pasta en una olla y el repollo, sazona con sal, pimienta parmesana, piñones, panceta y el aceite de oliva sobrante y revuelve bien hasta que el queso se derrite.

NUTRICIÓN: Calorías: 72 kcal Grasa: 11 g Proteínas: 8 g Carbohidratos: 2 g

# 15. Arroz con limón, pimienta negra, pecorino y col

Listo en: 30 minutos

Porciones: 4

Dificultad: Fácil

## INGREDIENTES

- 2 cucharadas de néctar de limón

- Aceite de oliva según sea necesario

- 1 ½ taza de arroz

- 1 cebolla picada

- ½ taza de mantequilla

- 1 cucharadita de pimienta negra

- ¼ de cuarto de agua hirviendo

- ½ col rizada rallada

- 3 ½ onzas de queso rallado, pecorino

## INSTRUCCIONES

1. En una sartén grande y calienta el aceite de oliva, saltea las cebollas en la sartén hasta que se vuelva transparente

2. En una olla, agrega un poco de mantequilla y arroz, revuelve bien, agrega agua a tiempo y no intentes encender la llama alta, revuelve hasta que el arroz esté completamente cocido.

3. En el arroz, agregue pimienta, pecorino, ralladura de limón y un poco de mantequilla para que quede cremoso.

4. Sírvelo caliente.

NUTRICIÓN: Calorías: 131 kcal Grasa: 6 g Proteínas: 5 g Carbohidratos: 13 g

# Capítulo 4: Recetas para aperitivos

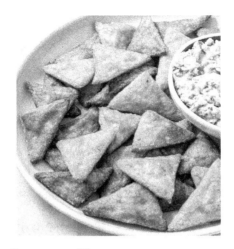

## 1. Ensalada de repollo

Listo en: 75 minutos

Porciones: 4

Dificultad: Media

**INGREDIENTES**

- 4 zanahorias picadas

- 2 cucharadas de vinagre

- 1 cucharada de néctar

- Pimienta negra al gusto

- 1 cucharada de mayonesa

- 1 cucharada de mostaza

- 2 manzanas picadas

- Sal al gusto

- 2 rábanos picados

**INSTRUCCIONES**

1. Combina mayonesa, mostaza, vinagre, Dijon, pimienta, néctar y sal en el tazón.

2. Mezcla las manzanas, las zanahorias y el colinabo en el aderezo hasta que estén finamente cubiertos. Calienta y refrigera por una hora.

NUTRICIÓN: Calorías: 138 kcal Grasa: 2.6 g Proteínas: 3.2 g Carbohidratos: 29.4 g

# 2. Relleno de pan de maíz

Listo en: 60 minutos

Porciones: 10

Dificultad: Media

**INGREDIENTES**

- Pimienta negra al gusto

- 2 barras de mantequilla

- 2 cucharadas de tomillo picado

- 3 cucharadas de salvia picada

- 2 cucharadas de perejil picado

- Sal al gusto

- 1 cucharadita de romero picado

Relleno

- ¾ taza de leche

- 2 cebollas picadas

- 9 tazas de pan de maíz rebanado

- 1 taza de caldo de pollo

- 3 tallos de apio picados

- 1 huevo batido

## INSTRUCCIONES

Pan de maíz

1. Precalienta el horno a 300 Fahrenheit. Mezcla todos los
   ingredientes del pan de maíz en un tazón grande, luego vierte
   en el molde para hornear.

2. Hornea por 22-24minutos/hasta que su parte superior se
   dore. Luego déjalo a un lado para que se enfríe (casi toda la
   noche). No lo cubras.

3. Precalienta el horno a 250 Fahrenheit. Corte el pan de maíz
   en cubos de 1 pulgada. Puede tener casi 7-8 tazas de cubos,
   luego espárcelos en una bandeja para hornear forrada y
   hornear durante 10 minutos. Déjalo enfriar mientras preparas
   el relleno. Configura el horno a 450 Fahrenheit.

Relleno

1. Bate el caldo y los huevos en un tazón y reservar.

2. Calienta la mantequilla en una sartén grande a fuego medio-
   alto. Ahora agrega la cebolla, el tomillo, el apio, el perejil, la
   sal, la salvia y la pimienta y cocina por 4 minutos hasta que las
   verduras comiencen a ablandarse. Luego exprime la carne de
   salchicha de las tripas en la sartén. Rómpelo con una cuchara,
   luego agrega las peras y cocina hasta que la salchicha esté
   recién cocida. Ahora, vierte en la mezcla de caldo + huevo y
   cualquier líquido presente en la sartén. Agrega los cubos de
   pan de maíz tostados y las nueces. Ahora, doble suavemente
   todo junto.

3. Con una cuchara, coloca el relleno en una bandeja para
   hornear de 9 × 13. Hornea por 40minutos. Espolvorea con
   más perejil (si lo desea) y sirve caliente.

NUTRICIÓN: Calorías: 354 kcal Grasa: 16 g Proteínas: 14 g
Carbohidratos: 40 g

# 3. Calabaza asada con nueces y queso manchego

Listo en: 35 minutos

Porciones: 5

Dificultad: Fácil

## INGREDIENTES

- Pimienta negra al gusto

- 2 libras de calabazas

- 2 onzas de perejil

- Sal al gusto

- 3 cucharadas de aceite de oliva

- ¾ de taza de avellanas

- 2 cucharaditas de tomillo en rodajas

- 2 cucharaditas de romero machacado

- ½ libra de queso

## INSTRUCCIONES

1. Precalienta el horno a 400 Fahrenheit.

2. Corta la calabaza en rodajas de casi 2,5 cm (1 ") de grosor. Puedes quitarle la piel con un cuchillo afilado o simplemente déjala y pélala después de servirla.

3. Cepilla con aceite por ambos lados. Pimienta y sal al gusto. Ahora colócalos en la sartén y hornea por 15minutos/hasta que las rodajas de calabaza se ablanden.

4. Pica las nueces aproximadamente con un cuchillo y mezcla con manchego rallado, perejil picado y romero/tomillo seco.

5. Retira la calabaza del horno y esparce hierbas y nueces por encima y gratina hasta que el queso comience a derretirse.

6. Sirve junto con verduras de hoja verde y un chorrito de aceite de oliva.

NUTRICIÓN: Calorías: 722 kcal Grasa: 61 g Proteínas: 26 g Carbohidratos: 18 g

# 4. Hummus fácil

Listo en: 10 minutos

Porciones: 5

Dificultad: Fácil

**INGREDIENTES**

- Pasta de pimentón

- 15 onzas de garbanzos hervidos

- ¼ de taza de aceite de sésamo

- ¼ de taza de néctar de limón

- 2 cucharadas de aceite de oliva

- Sal al gusto

- ½ cucharadita de comino

- 3 cucharadas de agua

**INSTRUCCIONES**

1. Agrega todos los ingredientes en un procesador de alimentos y mezcla para obtener una pasta.

2. Transfiere la pasta en un tazón para servir.

3. Espolvorea aceite de oliva y pimentón y sirve.

NUTRICIÓN: Calorías: 190 kcal Grasa: 11 g Proteínas: 6 g Carbohidratos: 18 g

# 5. Verduras asadas tricolor

Listo en: 40 minutos

Porciones: 5

Dificultad: Media

## INGREDIENTES

- ½ taza de aceite de oliva

- 1 libra de Bruselas

- 8 onzas de champiñones

- 8 onzas de tomates

- Sal al gusto

- 1 cucharadita de romero machacado

- ½ cucharadita de pimienta negra

## INSTRUCCIONES

1. Precalienta el horno a200°C. Enjuaga y recorta todas las verduras y pele la capa exterior de las coles de Bruselas si es necesario.

2. Corta las verduras para que tengan aproximadamente el mismo tamaño, colócalas en una bandeja para hornear de 9".

3. Agrega las especias y el aceite de oliva y mezcla bien.

4. Hornea por 20 minutos o hasta que las verduras se ablanden y tomen un color agradable.

5. Sirve como guarnición con carne, pollo o pescado.

NUTRICIÓN: Calorías: 208 kcal Grasa: 18 g Proteínas: 4 g Carbohidratos: 6 g

# 6. Col al curry tailandés

Listo en: 30 minutos

Porciones: 5

Dificultad: Fácil

## INGREDIENTES

- 1 cucharada de aceite de semillas de sésamo

- 3 cucharadas de aceite de coco

- 2 libras de repollo picado

- 1 cucharada de curry rojo tailandés

- Sal al gusto

## INSTRUCCIONES

1. Calienta el aceite de coco en un wok a fuego alto. Agrega la pasta de curry y revuelva durante un min. Agrega el repollo.

2. Saltea hasta que el repollo comience a dorarse, pero aún esté un poco masticable. Revuelve bien y baja el fuego hacia el final.

3. Sal al gusto. Agrega aceite de sésamo y saltea durante 1 o 2 minutos más y sirve.

NUTRICIÓN: Calorías: 181 kcal Grasa: 13 g Proteínas: 3 g Carbohidratos: 8 g

# 7. Pizza bomba

Listo en: 2 horas 45 minutos

Porciones: 6

Dificultad: Difícil

## INGREDIENTES

- 4 onzas de queso crema ablandado

- ¼ de taza de pepperoni picado

- ¼ de taza de aceitunas negras picadas

- 2 cucharadas de albahaca fresca picada

- 2 cucharadas de queso parmesano rallado

- 2 cucharadas de salsa para pizza sin azúcar agregada

## INSTRUCCIONES

1. Precalienta el horno a 350 Fahrenheit. Forra la bandeja para hornear junto con un poco de papel pergamino.

2. En una taza mediana para mezclar, agrega todos los ingredientes y bate a velocidad baja con la licuadora de mano hasta que esté completamente mezclado.

3. Enfría durante 30 minutos en el frigorífico.

4. Saca de la nevera y parte en 6 partes equivalentes. Haz una bola con cada sección y colócala en la bandeja para hornear preparada.

6. Enfría durante 2 horas en el refrigerador. Cambia al frasco hermético y mantenlo refrigerado hasta por una semana antes de que esté listo para alimentar.

NUTRICIÓN: Calorías: 131 Cal Grasa: 10 g Proteínas: 3 g Carbohidratos: 7 g

# 8. Albóndigas suecas

Listo en: 30 minutos

Porciones: 5

Dificultad: Fácil

**INGREDIENTES**

Albóndigas

- ½ taza de pan rallado

- 1 huevo grande

- ½ taza de (125 ml) de leche35 ml de crema

- $1/3$ cucharadita de sal

- 1 cucharada de ajo

- ¼ cucharadita de pimienta negra y pimienta blanca molida cada uno

- ¼ cucharadita de Grillkrydda / pimienta de Jamaica / condimento para todo uso

- ½ taza de cebolla finamente picada

- 1 libra de carne molida

- ½ libra de carne de cerdo molida

- 2 cucharadas de perejil fresco finamente picado

- 2 cucharaditas de aceite de oliva

- 1 cucharada de mantequilla

Salsa

- ¹/₃ taza de mantequilla

- ¼ de taza de harina común/de uso general

- 250 ml de caldo de carne (o caldo)

- 250 ml de caldo de verduras

- 1 taza de crema espesa

- 2 cucharaditas de salsa de soja

- Sal y pimienta

- 1 cucharadita de mostaza de Dijon

## INSTRUCCIONES

1. Combina el pan rallado, los pimientos, el ajo, la leche, el huevo, la canela, la crema y el condimento en una taza grande para mezclar. Espera al menos 10 minutos para que la leche se hunda en el pan rallado.

2. Sustituye la zanahoria, la carne y el perejil después de que la leche haya consumido parte del aceite. Para difuminar, difumina muy bien con las yemas de los dedos.

3. Forma la carne en aproximadamente 24 bolitas pequeñas o 16 bolas más grandes.

4. En un recipiente a fuego medio-alto, derrite 1 cucharada de mantequilla y 2 cucharaditas de aceite. Para dejar de guisar o hervir a fuego lento, cocina las albóndigas en lotes de 2 lotes. Envuelve en papel de aluminio y cambia a la bandeja tibia.

5. Derrite el tercio de taza de mantequilla en la sartén con los jugos. Bate toda la harina hasta que esté completamente disuelta y tenga una apariencia dorada. En una taza amplia, combina el caldo, la leche, la salsa de soja y la mostaza de Dijon. Sazona con pimienta y sal al gusto y deja hervir. Para mezclar ambos sabores, combina bien la salsa.

6. Procede a cocinar hasta que la salsa se espese.

NUTRICIÓN: Calorías: 484 Cal Grasa: 41 g Proteínas: 18 g Carbohidratos: 9 g

# 9. Envolturas de huevo revuelto

Listo en: 20 minutos

Porciones: 6

Dificultad: Fácil

## INGREDIENTES

- 1 pimiento rojo dulce picado

- 1 pimiento verde picado

- 2 cucharaditas de aceite de canola

- 5 tomates pera, sin semillas y picados

- ½ taza de leche de soja

- ¼ cucharadita de sal

- 6 huevos

- 6 tortillas

## INSTRUCCIONES

1. Saltea los pimientos en el aceite hasta que estén blandos en una sartén ancha antiadherente. Cocina durante los próximos 1 a 2 minutos después de insertar los tomates. Bate la leche de soja, los huevos y la sal en una taza grande para mezclar. Reduce el fuego a suave y vierte la mezcla de huevo. Cocina, revolviendo continuamente hasta que los huevos estén listos. Cubre cada tortilla con 2/3 de taza de la mezcla y enróllalas.

NUTRICIÓN: Calorías: 258 Cal Grasa: 10 g Proteínas: 12 g Carbohidratos: 30 g

# 10. Falafel

Listo en: 50 minutos

Porciones: 1

Dificultad: Media

**INGREDIENTES**

- 2 tazas de garbanzos secos
- ½ cucharadita de bicarbonato de sodio
- 1 taza de perejil
- ¾ de taza de cilantro
- ½ taza de eneldo
- 1 cebolla pequeña cortada en cuartos
- 7-8 dientes de ajo pelados
- Sal
- 1 cucharada de pimienta negra molida
- 1 cucharada de comino molido
- 1 cucharada de cilantro molido
- Opcionalmente, 1 cucharadita de pimienta de cayena
- 1 cucharadita de polvo de hornear
- 2 cucharadas de semillas de sésamo tostadas
- Aceite para freír

Salsa Falafel

- Salsa Tahini

Fijaciones para sándwich de falafel (opcional)

- Bolsillos de pita

- Pepinos ingleses picados o cortados en cubitos

- Tomates, picados/cortados en cubitos

- Pepinillos

- Rúcula

## INSTRUCCIONES

1. En una taza amplia para mezclar, agrega los garbanzos secos y el bicarbonato de sodio con suficiente agua para cubrir los garbanzos por casi 2 pulgadas. Remoja durante 18 horas durante la noche. Cuando los garbanzos estén terminados, escúrrelos por completo y sécalos con palmaditas.

2. En un tazón ancho del procesador de alimentos equipado con una cuchilla, mezcla el ajo, la cebolla, las hierbas, los garbanzos y las especias. Enciende el procesador de alimentos durante 40 segundos antes de que todos los ingredientes estén bien mezclados y se cree la mezcla de falafel.

3. Coloca la mezcla de falafel en un tazón y cubre bien. Refrigera durante casi 1 hora (o hasta una noche) antes de cocinar.

4. Agrega bien las semillas de sésamo y el polvo de hornear a una mezcla de falafel antes de freír y bate con una cuchara.

5.  Saca la mezcla de falafel y luego forma hamburguesas de 12 pulgadas de grosor. Es más sencillo dar forma a las hamburguesas con las manos mojadas.

6.  Vierte 3 pulgadas de aceite en una cacerola mediana. Calienta este aceite a fuego medio a alto hasta que reviente suavemente. Deja caer estas hamburguesas de falafel en el aceite con cuidado y fríalas durante 3-5 minutos, o hasta que estén crujientes y doradas por fuera. Si es necesario, fríe este falafel en lotes para evitar que se amontone el plato.

7.  Escurre esa hamburguesa de falafel frito en el colador o en una sartén forrada con papel toalla.

8.  Organiza las empanadas de falafel en pan de pita con tomate, hummus o tahini, rúcula y pepinos, o ensamble las empanadas de falafel en pan de pita y tahini de hummus, tomate, rúcula y pepinos.

NUTRICIÓN: Calorías: 93 Cal Grasa: 3.8 g Proteínas: 3.9 g Carbohidratos: 1.4 g

# 11. Barras de Granola

Listo en: 15 minutos

Porciones: 2-4

Dificultad: Fácil

## INGREDIENTES

- 1 taza colmada de dátiles envasados

- 1 ½ tazas de copos de avena

- ¼ de taza de mantequilla de cacahuete natural cremosa y salada /mantequilla de almendra

- ¼ de taza de sirope de arce/néctar de agave

- 1 taza de almendras tostadas sin sal

- Chips de chocolate, nueces, chips de plátano, frutos secos, vainilla, etc.

## INSTRUCCIONES

1. Pulsa los dátiles antes de que queden pequeños trozos en el procesador de alimentos. Esto debe tener la fuerza de la masa.

2. Segundo paso opcional: En un horno a 350°Fahrenheit, tuesta la avena de 10 a 15 minutos o hasta que esté dorada. Si no quieres tostarlos, mantenlos crudos.

3. En un vaso ancho para mezclar, combina los guisantes, las almendras y los dátiles; reserva.

4. En un cazo a fuego lento, derrite el sirope de arce y la mantequilla de cacahuete. Revuelve y verter sobre la mezcla de avena, luego revuelve para repartir los dátiles por igual.

5. Pasa a una bandeja de horno de 8" o a otro recipiente compacto forrado con papel pergamino o papel de plástico para poder extraerlos rápidamente.

6. Fuerza hacia abajo hasta que se aplanen uniformemente, luego presiona y apilar las barras con algo plano, similar a un vaso, lo que hace que se mantengan juntas más fácilmente.

7. Cubre con papel de plástico o papel pergamino y congelar durante 15 o 20 minutos para que se endurezcan.

8. Separa las barras del molde y partirlas en 10 barras iguales.

9. Envasa en el tarro hermético hasta unos días.

NUTRICIÓN: Calorías: 231 kcal Grasa: 9.7 g Proteínas: 5.8 g Carbohidratos: 33.9 g

# 12. Hash de berenjenas con huevos

Listo en: 20 minutos

Porciones: 5

Dificultad: Fácil

## INGREDIENTES

- Pimienta negra al gusto

- 2 cucharadas de aceite de oliva

- 8 onzas de queso picado

- Sal al gusto

- ½ cebolla picada

- 1 berenjena en rodajas

- 4 cucharadas de mantequilla

- 8 huevos

- ½ cucharadita de salsa de soja

## INSTRUCCIONES

### La ejecución

1. Agrega el aceite de oliva y la cebolla a la sartén. Sofríe hasta que la cebolla esté blanda.

2. Agrega la berenjena y el queso halloumi a la sartén y cocina hasta que todo esté dorado, revolviendo ocasionalmente,

sazona con sal y pimienta al gusto. Cuando termines, coloca el hachís en un plato y tápalo para mantenerlo caliente.

3. Pon los huevos sobre el picadillo de berenjena. Sirve con la mantequilla restante de la sartén y la salsa Worcestershire. Sazona con sal y pimienta adicionales si lo deseas.

NUTRICIÓN: Calorías: 554 kcal Grasa: 43.6 g Proteínas: 36.1 g Carbohidratos: 6.0 g

# 13. Nachos fáciles

Listo en: 25 minutos

Porciones: 8

Dificultad: Fácil

## INGREDIENTES

- ½ taza de aceitunas negras

- 1 paquete de chips de tortilla

- 1 taza de carne de res

- 1 libra de queso

- 1 taza de pollo picado

- 1/3 taza de chile con tomates

- ½ taza de frijoles

## INSTRUCCIONES

1. Precalienta el horno a 350 Fahrenheit.

2. Cubre una bandeja para hornear con papel de aluminio.

3. Ahora extiende chips sobre él.

4. Luego se espolvorea la mitad del queso rallado sobre las patatas fritas.

5. Vuelve a espolvorear los ingredientes sobre las patatas fritas y el queso.

6. Espolvorea ahora el queso restante.

7. Hornea durante unos 10 minutos o hasta que el queso se derrita bien.

8. Sírvelo caliente con acompañamientos como crema agria o salsa.

NUTRICIÓN: Calorías: 447 kcal Grasa: 26 g Proteínas: 17 g Carbohidratos: 38 g

# 14. Salsa de tomate casera (cátsup)

Listo en: 12 horas 10 minutos

Porciones: 48

Dificultad: Difícil

## INGREDIENTES

- 1 diente
- 28 onzas de tomates picados
- 2/3 taza de azúcar
- ½ taza de agua
- ¾ taza de vinagre
- ½ cucharadita de pasta de ajo
- 1 cucharadita de pasta de cebolla
- Sal al gusto
- Pimienta negra al gusto
- ⅛ cucharadita de mostaza en polvo

## INSTRUCCIONES

1. En primer lugar, vierte algunos tomates molidos en una olla de cocción lenta. Revuelve ¼ de taza de agua en cada recipiente vacío y colócalo en la olla de cocción lenta. Agrega un poco de azúcar, sal de apio, ajo en polvo, vinagre, cebolla en polvo, sal, pimienta negra, mostaza en polvo, pimienta de cayena y clavo de olor entero; bate para combinar.

2. Cocina a fuego alto, sin tapar, hasta que la mezcla se reduzca a la mitad y esté muy espesa, de 10 a 12 horas. Revuelve bien cada hora. más o menos.

3. Alisa esta textura de salsa de tomate con una licuadora, alrededor de 20 segundos.

4. Ahora coloca la salsa de tomate colada en un tazón. Enfríalo bien antes de probarlo para ajustar la sal, la pimienta de cayena/pimienta negra.

NUTRICIÓN: Calorías: 16 kcal Proteínas: 0.5 g Carbohidratos: 3.9 g

# 15. Tzatziki griego

Listo en: 15 minutos

Porciones: 5

Dificultad: Fácil

## INGREDIENTES

- 1 cucharada de eneldo

- ½ pepino en rodajas

- 4 cucharadas de ajo picado

- 1 ½ taza de yogur

- 2 cucharadas de aceite de oliva

- Sal al gusto

- 2 cucharadas de vinagre

## INSTRUCCIONES

1. En primer lugar, ralla el pepino y escúrrelo con una malla fina durante la noche en la nevera.

2. Ahora mezcla el yogur, el vinagre, el ajo, el aceite y la sal en un tazón amplio. Tápalo y refrigéralo toda la noche.

3. Ahora cambia esta mezcla de pepino rallado y yogur fresco y remueve para combinar. Luego lo sirves frío con pan de pita para mojar.

NUTRICIÓN: Calorías: 75 kcal Grasa: 6 g Proteínas: 4 g Carbohidratos: 3 g

# Capítulo 5: Recetas para sopas

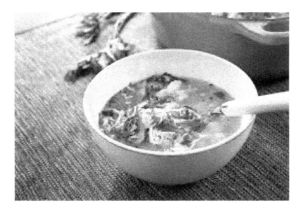

## 1. Sopa de cebada y verduras con carne de res

Listo en: 360 minutos

Porciones: 10

Dificultad: Fácil

**INGREDIENTES**

- 3 libras de carne de res
- 1 hoja de laurel
- ½ taza de cebada
- 2 cucharadas de aceite
- 3 tallos de apio cortados en cubitos
- 3 zanahorias picadas
- 1 cebolla picada
- 4 tazas de agua

- 16 onzas de vegetales mixtos

- Pimienta negra según sea necesario

- 4 cubos de caldo

- 1 cucharada de azúcar

- 28 onzas de tomates cortados en cubitos

- ¼ de cucharadita de pimienta negra

- Sal según sea necesario

**INSTRUCCIONES**

1. Durante 5 horas, cocina el asado de ternera en una olla de cocción lenta hasta que esté tierno. Añade el laurel y la hoja de cebada cuando la cocción llegue a su última hora. Pica la carne en trozos pequeños después de retirarla. Retira la hoja de laurel y reserva la cebada, la carne y el caldo.

2. A fuego medio, calienta el aceite en una olla grande. Cocina las zanahorias, las cebollas, los vegetales mixtos y el apio hasta que estén tiernos. Agrega el caldo de res, el agua, el azúcar, la pimienta, los tomates picados y la mezcla de cebada. Calienta hasta que hierva, luego reduce el fuego hasta que hierva a fuego lento durante 20 minutos. Para darle más sabor, usa pimienta y sal. Sirve y disfruta la comida.

NUTRICIÓN: Calorías: 321 cal Grasa: 17.3 g Proteínas: 20 g Carbohidratos: 23 g

# 2. Guiso de verduras abundante

Listo en: 60 minutos

Porciones: 6

Dificultad: Media

**INGREDIENTES**

Mezcla del salteado

- 6 dientes de ajo picados

- 3 cucharadas de aceite de oliva

- 2 tallos de apio cortados en rodajas

- 1 cebolla picada

- 2 zanahorias picadas

Mezcla del Rouz

- 4 tazas de caldo de verduras

- Pimienta negra a gusto

- 1 cucharada de salvia picada

- 1 cucharada de romero picado

- 1 cucharada de tomillo picado

- ¼ de taza de vino

- ¼ de taza de harina de arroz

Guiso de verduras

- 1 taza de guisantes

- 2 tazas de boniato picado

- 2 cucharadas de pasta de tomate

- 4 patatas rojas picadas

- 1 cucharadita de marmita

- 1 cucharada de salsa de soja

- 1 cucharadita de humo líquido

- 1 cucharadita de sal

- 1 cucharada de levadura

- 2 cucharadas de vino

## INSTRUCCIONES

1. Calienta el aceite de oliva en una olla a fuego medio y luego añade la zanahoria, la cebolla y el apio. Cocínalos hasta que las cebollas estén blandas; puede tardar 9 minutos. A continuación, añade las hierbas frescas, el ajo y la pimienta negra y vuelve a cocinar durante casi 3 minutos.

2. Añade la harina y sigue revolviendo para cubrir las verduras añadidas, cocina un minuto más y no dejes de remover. 3. Ahora vierte el vino blanco y añada el caldo de verduras poco a poco con un cuarto de taza cada vez. Es importante seguir revolviendo para evitar la formación de grumos entre la harina y el líquido.

3. Revuelve la pasta de tomate, la marmita, la levadura nutricional, la patata, el humo líquido, la salsa de soja, el boniato, hierve suavemente y cuece a fuego lento. Cocina, sin tapar, durante unos 30 minutos hasta que las verduras se ablanden y sigue revolviendo durante la cocción.

4. Revuelve el vinagre de vino tinto y los guisantes congelados, y luego ponlos a cocer durante unos 6 minutos hasta que los guisantes estén tiernos.

5. Espolvorea un poco de sal y pimienta para dar sabor a la comida. Sirve el producto caliente y disfruta de la comida.

NUTRICIÓN: Calorías: 286 cal Grasa: 7 g Proteínas: 7 g Carbohidratos: 48 g

# 3. Sopa de calabaza

Listo en: 50 minutos

Porciones: 7

Dificultad: Fácil

**INGREDIENTES**

- ½ taza de leche de coco

- 2 tazas de caldo de verduras

- 1 zanahoria picada

- 4 dientes de ajo picados

- 1 manzana smith picada

- 1 cebolla picada

- ¼ de cucharadita de pimienta negra

- 3 libras de calabaza picada

- 1 ramita de salvia

- ¼ cucharadita de canela

- ½ cucharadita de sal

- ⅛ cucharadita de pimienta de cayena

- ¼ cucharadita de nuez moscada

## INSTRUCCIONES

1. Añade todos los ingredientes a la olla pequeña de cocción lenta y caliéntalos durante 8 horas a fuego lento o a fuego lento hasta que los ingredientes estén tiernos y se puedan triturar con facilidad. Suprime la salvia y revuelve con la leche de coco.

2. Con la ayuda de una batidora de inmersión, haz un puré con la sopa hasta que quede suave. Pruébala y añade sal o pimienta al gusto. Sirve y disfruta de la comida.

NUTRICIÓN: Calorías: 305 cal Grasa: 6.8 g Proteínas: 6.9 g Carbohidratos: 60 g

# 4. Sopa de Pollo Cordon Bleu

Listo en: 20 minutos

Porciones: 8

Dificultad: Fácil

## INGREDIENTES

- 3 tazas de caldo de pollo

- ¼ de taza de mantequilla

- 1 diente de ajo picado

- ½ cebolla picada

- ¼ taza de harina

- 2 tazas de half & half

- 8 onzas de queso crema

- 2 taza de pollo asado

- 1 ¼ de taza de queso rallado, suizo

- 1 taza de jamón picado

## INSTRUCCIONES

1. En una olla grande, derrite la mantequilla en ella y añade la cebolla cortada en dados. Cocina hasta que la cebolla se ablande. A continuación, añade el ajo y calentar la mezcla durante 1 minuto, seguido de la harina, y ponlo durante un minuto más.

2. Introduce los trozos de pollo en la olla poco a poco y añade el queso crema en la olla y revuélvelo. Revuelve el queso suizo hasta que se derrita. Revuelve el jamón y el pollo hasta que se calienten. Ahora sirve la comida caliente y disfrútala.

NUTRICIÓN: Calorías: 507 cal Grasa: 26 g Proteínas: 34 g Carbohidratos: 37 g

# 5. Albóndigas suecas con crema de champiñones

Listo en: 35 minutos

Porciones: 6

Dificultad: Fácil

**INGREDIENTES**

Albóndigas

- 1 huevo

- ½ taza de pan rallado

- 2 cucharadas de aceite de oliva

- 1 cebolla picada

- 1 cucharada de perejil picado

- ½ libra de carne magra de cerdo

- 1 libra de carne de vacuno magra

- ¼ de taza de leche

- 1 cucharadita de sal

- ¼ cucharadita de nuez moscada

- ½ cucharadita de ajo en polvo

- ⅛ cucharadita de pimienta de Jamaica

- ¼ cucharadita de pimienta negra

Para freír

- 1 cucharada de salsa Worcestershire

- 1 cucharada de aceite de oliva

- Salsa de champiñones

- 2 cucharadas de mantequilla

- 1 taza de caldo de carne

- ¼ de taza de crema agria

- 1 taza de crema de champiñones

## INSTRUCCIONES

1. En una sartén de gran tamaño y, a fuego medio, tuesta las migas de pan sin dejar de revolverlas. El olor a tostado y el color marrón oscuro del pan indicarán que se ha tostado. Ahora pásalo a un tazón grande para mezclar.

2. Calienta ahora el aceite de oliva en la sartén y añada y cocina las cebollas en ella durante 3 minutos. Espolvorea una pizca de sal y pimienta para darle sabor y pásalo al tazón del pan rallado.

3. Ahora añade la leche, el perejil, la carne picada, el huevo, las especias y la sal a la mezcla de cebolla y pan rallado. Amasar bien la mezcla.

4. Convierte la mezcla de carne en forma de albóndigas de algún tamaño uniforme. Colócalas en un plato y reservarlas.

5. A fuego medio, derrite la mantequilla y el aceite en una sartén. Ahora cocina las albóndigas hasta que se doren.

6. Ahora para limpiar la sartén, vierte el caldo y llévalo a ebullición para que al removerlo se puedan eliminar estos restos del fondo de la sartén. Si utilizas una sartén antiadherente, no será un problema entonces.

7. Ahora revuelve la crema agria y la de champiñones.

8. A continuación, vuelve a poner la albóndiga en la sartén y mitiga el fuego y cocínala durante 6 minutos.

9. Tus albóndigas ya están listas y sírvelas mientras están calientes. Acompáñalas con los fideos y no te olvides de echar la salsa y espolvorea perejil por encima. Sirve y disfruta de la comida.

NUTRICIÓN: Calorías: 409 kcal Grasa: 10 g Proteínas: 27 g Carbohidratos: 12 g

# 6. Sopa de albóndigas suecas

Listo en: 50 minutos

Porciones: 6

Dificultad: Fácil

**INGREDIENTES**

Albóndigas

- ¼ de taza de perejil picado

- 1 libra de carne de vacuno

- ½ taza de queso ricota

- 1 libra de pavo molido

- 2 huevos

- 1 cucharadita de sal

- ½ taza de pan rallado

- ½ cucharadita de pimienta

- ¼ cucharadita de nuez moscada

- ¼ cucharadita de pimienta de Jamaica

Sopa

- 8 onzas de pasta

- 1 cebolla cortada en rodaja

- ¹/3 taza de harina

- 6 cucharadas de mantequilla

- ½ cucharadita de nuez moscada

- 6 tazas de caldo de carne

- ½ cucharadita de pimienta de Jamaica

- ½ taza de crema de leche

- Sal al gusto

- 1 taza de crema agria

- Pimienta negra al gusto

- 2 cucharadas de perejil picado

- Eneldo al gusto

**INSTRUCCIONES**

1. Calienta el horno a 400 Fahrenheit.

2. Ahora mezcla los ingredientes de la albóndiga en un tazón.

3. Forma la mezcla en el tamaño de bolas de nuez y pon las albóndigas en la bandeja del horno. Hornéalas durante 25 minutos hasta que estén cocidas.

4. Cocina la cebolla en mantequilla derretida en una olla holandesa de gran tamaño hasta que estén tiernas. Luego retíralas de la olla.

5. Revuelve las especias, la harina y la nuez moscada en la mantequilla que ha quedado y que se ha cocinado durante 2 minutos.

6. Vierte el caldo y cuece sin dejar de revolver hasta que espese. Añade las albóndigas y llevarlas a fuego lento.

7. Ahora sigue las instrucciones del paquete para cocinar la pasta.

8. Junto con la crema agria y el perejil, revuelve la pasta en la olla. Sazona la carne con pimienta y sal según tu gusto.

9. Llena el tazón con la sopa y sírvela caliente y disfrútala.

NUTRICIÓN: Calorías: 656 cal Grasa: 31.5 g Proteínas: 30 g Carbohidratos: 60.5 g

# 7. Sopa de coliflor y jamón

Listo en: 35 minutos

Porciones: 5

Dificultad: Fácil

**INGREDIENTES**

- 1 taza de queso rallado

- 5 ½ tazas de coliflor cortada en dados

- 2 tazas de brócoli picado

- 5 tazas de patatas russet picadas

- 1 cucharadita de sal

- ¹/₃ taza de apio picado

- 8 tazas de agua

- 5 tazas de jamón picado, cocido

- 6 cucharadas de harina

- 4 cucharadas de caldo de pollo

- 6 cucharadas de mantequilla

- 2 ½ tazas de leche

- 2 cucharaditas de pimienta negra

**INSTRUCCIONES**

1. Mezcla todos los ingredientes en una olla. Hierve los ingredientes y luego tapar la olla y mitigar el nivel de calor. Hiérvelos durante 12 minutos hasta que estén blandos. Añade la pimienta, el caldo de pollo y la sal. Con la ayuda de un tenedor, rompa la coliflor y las patatas en trozos pequeños.

2. Derrite la mantequilla en una olla aparte a fuego medio. Añade la harina de barrido en ella y cocina durante 2 minutos hasta que la mezcla se espese. Ahora revuelve con el queso y la leche durante 6 minutos.

3. Revuelve la mezcla de leche en la olla y luego cocina la sopa.

4. A continuación, decórala con queso cheddar.

NUTRICIÓN: Calorías: 257 cal Grasa: 10 g Proteínas: 21 g Carbohidratos: 6 g

# 8. Sopa de tortilla de pollo

Listo en: 40 minutos

Porciones: 8

Dificultad: Fácil

**INGREDIENTES**

- 1 taza de maíz
- 1 cucharada de aceite de oliva
- 3 dientes de ajo picados
- 1 cebolla picada
- 1 jalapeño picado
- 1 cucharadita de chile en polvo
- 1 cucharadita de comino
- 14 ½ onzas de puré de tomate
- 3 taza de caldo de pollo
- 2 cucharadas de néctar de limón
- 2 tazas de tomates picados
- 14 ½ onzas de frijoles negros
- 2 libras de pollo deshuesado
- ¼ de taza de cilantro picado

- 1 aguacate picado

## INSTRUCCIONES

1. Calienta el aceite de oliva a fuego medio en una sartén. Añade y fríe las tiras de tortilla por etapas hasta que estén crujientes, y luego escúrrelas y espolvoréalas con una pizca de sal.

2. Ahora a fuego medio, calienta el aceite de oliva, agrega el jalapeño, la cebolla y el ajo, y cocínalos hasta que se ablanden.

3. Agrega todos los ingredientes que quedaron y deja que se cocine a fuego lento por 25 minutos, o que el pollo esté cocido.

4. Retira y desmenuza el pollo, y vuelve a añadirla a la olla y déjalo cocer a fuego lento durante 4 minutos.

5. Vierte la sopa en el tazón y mézclala con el aguacate en rodajas, las tiras de tortilla y los trozos de lima.

NUTRICIÓN: Calorías: 278 cal Grasa: 11 g Proteínas: 18 g Carbohidratos: 27 g

# 9. Sopa Mulligatawny

Listo en: 80 minutos

Porciones: 6

Dificultad: Media

**INGREDIENTES**

- ½ taza de crema de leche
- ½ taza de cebolla picada
- 1 zanahoria picada
- 2 tallos de apio picados
- ¼ de taza de mantequilla
- 1 ½ cucharadita de curry en polvo
- 1 ½ cucharada de harina para todo uso
- 4 tazas de caldo de pollo
- ¼ de taza de arroz
- ½ manzana picada
- 2 libras de pollo deshuesado
- Sal al gusto
- ¼ cucharadita de tomillo seco
- Pimienta negra al gusto

## INSTRUCCIONES

1. Cocina las cebollas, la zanahoria, la mantequilla y el apio en la olla de la sopa. A continuación, añade el curry y la harina y déjelo cocer durante 6 minutos. Más adelante, añade el caldo de pollo y déjelo hervir a fuego lento durante media hora.

2. Ahora añade el arroz, la sal, el tomillo, el arroz y la sal, y luego deja que se cocine durante 20 minutos.

3. Añade la crema caliente y luego sírvelo caliente y disfrútalo.

NUTRICIÓN: Calorías: 223 cal Grasa: 15.8 g Proteínas: 7 g Carbohidratos: 13.5 g

# 10. Sopa de huevo y limón

Listo en: 90 minutos

Porciones: 6

Dificultad: Difícil

**INGREDIENTES**

- ¼ de taza de néctar de limón

- 1 kg de pollo

- 1 cebolla picada

- Pimienta negra al gusto

- 8 taza de agua

- ½ taza de orzo picado

- Sal al gusto

- 4 huevos

Para servir

- Pimienta negra

- Orégano

- ½ limón

# INSTRUCCIONES

1. Hornea el pollo, y es el caldo con granos de pimienta de pollo, sal, agua, y la cebolla, y el pollo al horno durante 60 minutos. Luego colar el caldo de pollo, y desmenuzar en trozos al pollo. Ahora hornea el orzo en el caldo durante 9 a 20 minutos; después, haz el avgolemono poniendo el huevo en néctar de limón y añádelo a la sopa. Luego mezcla el avgolemono en el orzo de pollo y revuelve para combinarlo, espésalo de 3 a minutos, y no lo hiervas. Sírvelo con una rodaja de limón, orégano y pimienta negra.

NUTRICIÓN: Calorías: 431 kcal Grasa: 28.2 g Proteínas: 30.7 g Carbohidratos: 12.8 g

# 11. Bisque de marisco

Listo en: 30 minutos

Porciones: 10

Dificultad: Fácil

**INGREDIENTES**

- Cebolla para picar

- 2 latas de caldo de champiñones

- 3 cucharadas de caldo de pollo

- 2 tazas de caldo de apio

- 6 onzas de carne de cangrejo

- 2 $2/3$ de taza de leche

- 4 cebollas picadas

- 1 ½ libras de camarones picados

- ½ apio picado

- Pimienta al gusto

- 1 diente de ajo picado

- ¼ cucharadita de salsa de chile

- 1 cucharadita de salsa

## INSTRUCCIONES

1. Mezcla los 8 ingredientes, hiérvelos, combina los camarones, los hongos y los carbohidratos y hiérvalos de 9 a 20 minutos.

2. Mézclelos con el vino, la sal y la pimienta y cocine de 2 a 3 minutos.

3. Servir en línea y disfrutar.

NUTRICIÓN: Calorías: 169 kcal Grasa: 6 g Proteínas: 18 g Carbohidratos: 10 g

# 12. Sopa de patatas con salchichas y col rizada

Listo en: 60 minutos

Porciones: 12

Dificultad: Media

## INGREDIENTES

- 1 libra de salchicha italiana

- 2 tazas de hojas de col rizada

- 4 tazas de crema (half & half)

- ½ cucharadita de pimienta negra

- ½ cucharadita de chile rojo

- 3 tazas de tomates picados

- ½ cucharadita de orégano picado

- 2 tazas de caldo de pollo

- 1 cebolla machacada

- 2 tazas de leche

## INSTRUCCIONES

1. En una olla, añada la salchicha desmenuzada y cocínela durante 8 minutos.

2. Combina los copos de pimiento rojo, las patatas, el orégano, el caldo de pollo, la cebolla y la leche y deja hervir durante media hora.

3. Sirve con pimienta negra después de hervir durante 15 minutos.

NUTRICIÓN: Calorías: 266 kcal Grasa: 18 g Proteínas: 10.6 g Carbohidratos: 16.4 g

# 13. Cioppino de marisco

Listo en: 165 minutos

Porciones: 8

Dificultad: Difícil

**INGREDIENTES**

- 1 libra de filetes de bacalao
- ¼ de taza de aceite de oliva
- 10 onzas de vieiras
- 1 cebolla machacada
- 25 camarones
- 4 dientes de ajo picados
- 25 mejillones escurridos
- 1 pimiento picado
- 10 onzas de caldo de almeja
- 1 taza de vino
- 1 chile verde
- ½ perejil machacado
- 1 cucharadita de pimienta de cayena
- Sal al gusto

- 1 cucharadita de pimentón

- Pimienta negra al gusto

- 2 cucharaditas de albahaca picada

- ½ taza de agua

- 1 cucharadita de orégano picado

- 1 cucharadita de tomillo

- 1 lata de salsa de tomate

- 2 tazas de tomates picados

## INSTRUCCIONES

1. En una sartén calienta el aceite, con la pimienta, la cebolla, el pimiento y el ajo; mezcla el caldo, el perejil, la pimienta de cayena, la sal, el pimentón, la pimienta, el agua, la albahaca, la salsa de tomate, el orégano, el tomillo y los tomates, y deja hervir de 60 a 120 minutos.

2. Por último, combina las vieiras, las almejas, el bacalao, los camarones y los mejillones y mezcla bien.

3. Sirve y disfruta.

NUTRICIÓN: Calorías: 303 kcal Grasa: 9.1 g Proteínas: 34.3 g Carbohidratos: 16.5 g

# 14. Sopa de tacos con chile de pavo

Listo en: 20 minutos

Porciones: 9

Dificultad: Fácil

## INGREDIENTES

- 2 ½ de caldo de pollo

- 1.3 libras de pavo molido

- 1 paquete de condimento para tacos

- 16 onzas de frijoles

- 1 cebolla machacada

- 1 pimiento picado

- 8 onzas de salsa de tomate

- 10 onzas de chile de tomate

- 15 onzas de frijoles rojos

- 15 onzas de maíz congelado picado

## INSTRUCCIONES

1. En una sartén, cocina la cebolla en aceite durante 4 minutos, mezcla los tomates para tacos, el frijol, el maíz y el caldo de pollo, y hiérvalos de 16 a 20 minutos.

2. Sirve la sopa con aderezos como crema agria gorda, queso y cebolla.

NUTRICIÓN: Calorías: 225 kcal Grasa: 2 g Proteínas: 22 g Carbohidratos: 31.5 g

# Capítulo 6: Recetas para ensaladas

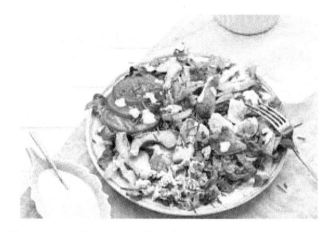

## 1. Frijoles verdes y palmito

Listo en: 20 minutos

Porciones: 8

Dificultad: Fácil

**INGREDIENTES**

- ½ taza de albahaca picada
- 1 libra de frijoles verdes
- 1 taza de aceitunas
- 1 ½ tazas de palmeras en rodajas
- ¾ de queso desmenuzado
- 1 néctar de limón
- ½ taza de orégano picado

- 1 cucharada de vinagre

- $1/3$ taza de aceite de oliva

**INSTRUCCIONES**

1. Hierve los frijoles verdes en agua con sal durante 3-4 minutos. Escurre y reserva para que se enfríen.

2. Mezcla el vinagre, el aceite de oliva, el orégano, la albahaca y el néctar de limón para hacer el aliño.

3. En un tazón grande mezcla bien todos los ingredientes.

4. Sirve y disfruta.

NUTRICIÓN: Calorías: 40 cal Grasa: 3 g Proteínas: 4 g Carbohidratos: 5 g

# 2. Pasta con cangrejo

Listo en: 10 minutos

Porciones: 4

Dificultad: Fácil

**INGREDIENTES**

- 3 cucharadas de aceite de oliva

- 225g de pasta

- 1 puñado de perejil

- Escamas de pimienta roja

- 225g de carne de cangrejo

- 1 diente de ajo

**INSTRUCCIONES**

1. Hierve la pasta según las instrucciones indicadas. Escurre y reserva. Pica las hojas de perejil.

2. Cocina el ajo en 2-3 cucharadas de aceite de oliva en una cacerola.

3. A fuego lento, añade la pasta, la carne de cangrejo y todos los demás ingredientes y cocina hasta que todos los ingredientes estén bien mezclados y ablandados.

4. Sazona con escamas de pimienta roja. Sirve y disfruta.

NUTRICIÓN: Calorías: 311 cal Grasa: 21 g Proteínas: 22 g Carbohidratos: 6 g

# 3. Ensalada de berenjena

Listo en: 25 minutos

Porciones: 2

Dificultad: Fácil

## INGREDIENTES

- 2 dientes de ajo

- 2 berenjenas del tamaño adecuado

- 1 ½ cucharadita de sal y pimienta

- 1 tomate cortado en dados

- 1 ½ cucharadita de vinagre de vino tinto

- 3 cucharadas de aceite de oliva

- ½ cucharadita de orégano picado

- Pan de pita para servir

- Alcaparras

## INSTRUCCIONES

1. Calienta la parrilla a fuego medio. Coloca las berenjenas y pincharlas con un tenedor y cocínalas durante 10-15 minutos hasta que la piel esté ampollada.

2. Saca la berenjena con una cuchara.

3. En un tazón grande y mezcla todos los ingredientes.

4.    Sazona con sal y pimienta.

5.    Utiliza las alcaparras para decorar.

6.    Servir con pan y disfruta.

NUTRICIÓN: Calorías: 156 cal Grasa: 95 g Proteínas: 1.8 g
Carbohidratos: 16 g

# 4. Ensalada cremosa de pepino

Listo en: 10 minutos

Porciones: 8

Dificultad: Fácil

**INGREDIENTES**

- ½ cucharadita de azúcar

- 2-3 pepinos

- ½ taza de crema agria

- ¹/3 de cebollas cortadas

- ¼ taza de eneldo picado

- Sal al gusto

- 3 cucharadas de vinagre blanco

**INSTRUCCIONES**

1. Pelar y cortar los pepinos.

2. En un tazón grande y combina todos los ingredientes.

3. Mezcla bien y refrigerar durante 50-60 minutos.

4. Sirve y disfruta.

NUTRICIÓN: Calorías: 77 cal Grasa: 7 g Proteínas: 1 g
Carbohidratos: 4 g

# 5. Espinacas con huevo y tocino

Listo en: 10 minutos

Porciones: 6

Dificultad: Fácil

## INGREDIENTES

- 6 huevos

- 480 g de tomates cherry

- 1 cucharada de aceite de oliva

- 250 g de panceta

- 240 g de espinacas

- 6 rebanadas de pan tostado

- 1 cucharada de vinagre blanco

## INSTRUCCIONES

1. En una bandeja para hornear.

2. Pon papel de hornear rociado con aceite y pon los tomates en ella.

3. Mételos en el horno precalentado durante 20-25 minutos.

4. En una sartén y cocina el tocino durante 2-3 minutos.

5. Pásalo a la plancha.

6. Ahora cocina las espinacas con 1 cucharada de aceite de oliva en la sartén durante 2-3 minutos.

7. Hierve agua, añade una cucharada de vinagre y rompe con cuidado el huevo en un tazón pequeño aparte y déjalo caer en el centro de la sartén.

8. Cuece todos los huevos y pásalos a los 6 platos de servir.

9. Cubre con el resto de los ingredientes.

10. Sazona con sal y pimienta negra.

11. Sirve y disfruta.

NUTRICIÓN: Calorías: 55 Cal Grasa: 15 g Proteínas: 21 g Carbohidratos: 4 g

# 6. Ensalada de pollo a la búfala

Listo en: 60 minutos

Porciones: 4

Dificultad: moderada

**INGREDIENTES**

Ingredientes cárnicos

- 2 cucharadas de miel

- 1 taza de salsa búfalo

- Sal

- 1 cucharada de aceite de oliva

- 1 libra de pollo deshuesado

- Pimienta negra

- ½ cucharadita de cebolla en polvo

- 1 néctar de lima

- 1 cucharadita de ajo en polvo

Ingredientes del aderezo

- ½ cucharadita de pimienta negra

- ½ taza de mayonesa

- ½ taza de suero de leche

- ½ taza de nata

- ¼ taza de perejil picado

- 2 dientes de ajo picados

- ½ cucharada de sal

- 2 cucharadas de cebollino picado

- Pimienta de cayena

Ingredientes de la ensalada

- ¼ de taza de queso desmenuzado

- 4 taza de lechuga romana picada

- 2 rebanadas de apio

- 2 taza de espinacas

- 1 zanahoria

- ½ cebolla en rodajas

- 1 pepino

- 1 taza de tomates cherry

## INSTRUCCIONES

1. En un tazón grande y mezcla la carne, la miel, el néctar de limón, la cebolla y el ajo en polvo. Añade sal y pimienta al gusto.

2. Añade la carne de pollo a la marinada.

3. Mezcla bien.

4. Reserva durante 25-30 minutos a temperatura ambiente.

5. Calienta el aceite en una sartén a fuego medio y cocina el pollo durante 10-20 minutos.

6. Coloca el pollo cocido en una tabla de cortar y hacer pequeños trozos con él.

7. En otro tazón, mezcla la mayonesa, la crema y el suero de leche. Poner los demás ingredientes y revuelve bien.

8. Guarda en la nevera durante 50 minutos.

9. Mezcla todos los ingredientes de la ensalada en un tazón grande.

10. Cubre la ensalada con el pollo cocido y sirve.

11. Disfruta.

NUTRICIÓN: Calorías: 291 cal Grasa: 10.8 g Proteínas: 31.6g Carbohidratos: 15 g

# 7. Ensalada de huevo Cobb

Listo en: 20 minutos

Porciones: 6

Dificultad: Fácil

## INGREDIENTES

- 3 cucharadas de mayonesa

- 3 cucharadas de yogur

- Sal al gusto

- 2-3 cucharadas de vinagre de vino tinto

- 8 huevos cocidos

- Pimienta al gusto

- 1 aguacate en rodajas

- ½ tomates cherry

- ½ queso desmenuzado

- 2 cucharadas de cebollino picado

## INSTRUCCIONES

1. En un tazón, mezcla la mayonesa, el vinagre y el yogur.

2. Espolvorea sal y pimienta.

3. Mezcla el resto de ingredientes en un tazón grande.

4. Añade la mezcla de mayonesa.

5. Mezcla bien.

6. Adorna con cebollino picado.

7. Sirve y disfruta.

NUTRICIÓN: Calorías: 235 cal Grasa: 16.7 g Proteínas: 13.5 g Carbohidratos: 8.8 g

# 8. Ensalada china de pollo

Listo en: 15 minutos

Porciones: 3

Dificultad: Fácil

**INGREDIENTES**

Ingredientes del aderezo

- 2 cucharadas de salsa de soja

- 1 cucharada de aceite de sésamo tostado

- 3 cucharadas de vinagre de arroz

- 1 diente de ajo

- 2 cucharadas de aceite de semilla de uva

- 1 ½ cucharadita de jengibre picado

- 1 cucharadita de azúcar

- ½ cucharadita de pimienta

Ingredientes de la ensalada

- 1 taza de zanahoria

- 4 tazas de col

- 2 tazas de pollo

- 1 ½ tazas de col roja

- ½ tazas de chalotas

Guarniciones

- 2-3 cucharaditas de semillas de sésamo

- ½ taza de fideos crujientes

## INSTRUCCIONES

1. Toma un frasco y mezcla suavemente los ingredientes del aderezo y reservar durante 10-15 minutos.

2. En un tazón grande, mezcla los ingredientes de la ensalada con los fideos crujientes.

3. Rocía con el aliño.

4. Mezcla bien.

5. Distribuye en los cuencos de servicio y adornar con fideos más crujientes.

6. Sirve y disfruta.

NUTRICIÓN: Calorías: 412 cal Grasa: 23.2 g Proteínas: 32.3 g Carbohidratos: 17.3 g

# 9. Ensalada italiana cargada

Listo en: 20 minutos

Porciones: 3

Dificultad: Fácil

**INGREDIENTES**

- ¼ de taza de agua

- 1 paquete de aderezo de mezcla italiana

- ½ cucharadita de azúcar

- ½ cucharadita de condimento italiano seco

- $^1$/3 cucharadita de ajo en polvo

- $^1$/3 taza de vinagre blanco

- ¾ de taza de aceite vegetal

- ½ cucharadita de sal

- Pimienta

- ½ cucharada de mayonesa

**INSTRUCCIONES**

1. En un tazón mezcla todos los ingredientes.

2. Revuelve bien para que se combinen, luego sirve y disfruta.

NUTRICIÓN: Calorías: 630 cal Grasa: 35 g Proteínas: 29 g Carbohidratos: 49 g

# 10. Ensalada de pepino al eneldo

Listo en: 1:00-15 minutos

Porciones: 8

Dificultad: Fácil

**INGREDIENTES**

- 2 cucharaditas de vinagre de vino tinto

- 1 libra de pepinos

- 2 cucharaditas de sal

- ½ cebolla roja pelada

- 2 cucharaditas de azúcar

- 2 cucharaditas de vinagre balsámico

- ½ taza de agua

- 2 cucharaditas de vinagre de sidra de manzana

- ¼ de taza de hojas de eneldo picadas

**INSTRUCCIONES**

1. En un tazón mezcla los pepinos en rodajas, la sal, el azúcar y la pimienta. Métalo en la nevera durante 60 minutos.

2. Saca de la nevera y escurre. Añade los demás ingredientes y mezcla bien. Sirve y disfruta.

NUTRICIÓN: Calorías: 16 cal Grasa: 1 g Proteínas: 1 g Carbohidratos: 3 g

# 11. Ensalada de pepino y aguacate con menta y feta

Listo en: 35 minutos

Porciones: 4

Dificultad: Fácil

## INGREDIENTES

- 2-3 aguacates picados

- 2 tazas de pepinos picados

- ½ taza de menta picada

- 1 pizca de sal

- 1 néctar de lima

- ½ taza de feta desmenuzado

Para el aderezo

- 1 cucharada de néctar de lima

- 2 cucharadas de aceite de oliva

## INSTRUCCIONES

1. Corta los pepinos.

2. Sazona con sal y pimienta. Reserva durante 30-35 minutos.

3. Escúrrelos y añade aceite de oliva y néctar de lima.

4. Mezcla bien.

5. Mezcla todos los ingredientes en un tazón grande.

6. Añade el aderezo y mezcla bien.

7. Sirve y disfruta.

NUTRICIÓN: Calorías: 289 cal Grasa: 26 g Proteínas: 5 g
Carbohidratos: 14 g

# 12. Ensalada de huevo y aguacate

Listo en: 25 minutos

Porciones: 2

Dificultad: Fácil

## INGREDIENTES

- Hojas de lechuga

- 1 aguacate cortado en cubitos

- 2 cucharadas de cebolla morada picada

- 3 huevos duros

- 1 cucharada de cebollino picado

- 2 cucharadas de mayonesa

- Sal

- 1 cucharada de perejil picado

- 1 cucharadita de néctar de limón

- Pimienta al gusto

## INSTRUCCIONES

1. Toma un tazón grande y mezcla todos los ingredientes.

2. Sirve con pan cubierto con hojas de lechuga y disfruta.

NUTRICIÓN: Calorías: 119 cal Grasa: 8.7 g Proteínas: 7.2 g Carbohidratos: 3.4 g

# 13. Ensalada de col roja y huevo

Listo en: 30 minutos

Porciones: 3

Dificultad: Fácil

**INGREDIENTES**

- ½ cucharadita de sal
- 5 zanahorias picadas
- ½ col roja
- 4 huevos cocidos
- 1 pimiento rojo pequeño
- ½ perejil picado
- 1 cebolla roja picada
- Pimienta

Para el aderezo

- 1 cucharadita de azúcar molido
- 2 cucharadas de mayonesa
- 3-4 cucharadas de yogur
- 1 cucharada de vinagre de sidra de manzana
- 1-2 cucharadas de crema para ensaladas

**INSTRUCCIONES**

1. Corta la col.

2. En un tazón grande y mezcla los huevos cocidos cortados en dados, la col, el aliño y el resto de ingredientes.

3. Añade el perejil.

4. Mezcla bien.

5. Sirve y disfruta.

NUTRICIÓN: Calorías: 199 cal Grasa: 8.9 g Proteínas: 14.6 g Carbohidratos: 19.9 g

# 14. Gelatina de fresa

Listo en: 40 minutos

Porciones: 10

Dificultad: Fácil

**INGREDIENTES**

- 9 onzas de gelatina de fresa

- 8 onzas de látigo enfriado

- 1 libra de fresas

**INSTRUCCIONES**

1. Tome la mezcla de polvo de gelatina y una taza de agua hirviendo en un tazón grande para mezclar, seguido de una taza de agua fría.

2. Remover bien hasta que la gelatina se derrita.

3. Colócala en la nevera.

4. Deja que la mezcla se cuaje bien.

5. Añade el látigo enfriado y remueve para que todo se combine bien.

6. En un molde desmontable y rocíalo con aceite. Añade la mezcla en él y coloca las fresas cortadas por la mitad en la parte superior.

7. Refrigera durante 30 minutos.

8. Mezcla 1 taza de agua hervida y 3 onzas de gelatina de fresa en un tarro aparte.

9. Refrigera.

10. Poner la mezcla de gelatina encima y dejar que cuaje.

11. Sirve y disfruta.

NUTRICIÓN: Calorías: 121 cal Grasa: 1 g Proteínas: 2 g Carbohidratos: 27 g

# 15. Ensalada Mac Cheeseburger

Listo en: 20 minutos

Porciones: 4

Dificultad: Fácil

**INGREDIENTES**

- 1 taza de queso cheddar

- 1 libra de carne molida

- 1 cucharada de salsa Worcestershire

- Sal y pimienta molida

- 1 cucharada de vinagre de vino tinto

- 1 cucharadita de ajo en polvo

- ½ taza de yogur

- 1 tomate en rodajas

- 1 cucharadita de cátsup (kétchup)

- 2 cucharaditas de mostaza

- ½ cucharadita de pimentón

- 2 lechugas picadas

- 1 cucharadita de semillas de sésamo

- ¼ de cebolla cortada

- Eneldo picado en cuartos

## INSTRUCCIONES

1. Toma una sartén y caliéntala a fuego medio. Añade la carne, la salsa, la sal, el ajo en polvo y la pimienta. Cocina durante 5-10 minutos.

2. Para el aderezo, mezcla el yogur, la mostaza, el vinagre, el pimentón y el cátsup en un tazón grande.

3. Elaboración: mezcla los tomates, la lechuga romana, los pepinillos, la cebolla y el queso cheddar en un tazón grande. Añade el aderezo.

4. Utiliza las semillas de sésamo para decorar.

5. Sirve y disfruta.

NUTRICIÓN: Calorías: 368 cal Grasa: 31 g Proteínas: 18 g Carbohidratos: 3 g

# Capítulo 7: Recetas para batidos

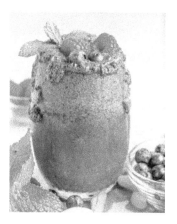

## 1. Frappé

Listo en: 5 minutos

Porciones: 1

Dificultad: Fácil

**INGREDIENTES**

- Cubitos de hielo según sea necesario

- 1 ½ taza de café frío

- 2 cucharadas de jarabe de azúcar

- ½ taza de leche

- Helado al gusto

**INSTRUCCIONES**

1. Añade todos los ingredientes a un procesador de alimentos y batir para obtener una mezcla suave y cremosa.

2. Sirve con helado.

3. Disfrútalo.

NUTRICIÓN: Calorías: 89 kcal Grasa: 2 g Proteínas: 2 g
Carbohidratos: 16 g

# 2. Spritzer de vino blanco

Listo en: 5 minutos

Porciones: 1

Dificultad: Fácil

## INGREDIENTES

- Rodajas de lima para decorar

- ¼ de taza de soda, enfriada

- ¾ de taza de vino blanco, frío

## INSTRUCCIONES

1. Añade el vino y la soda en una copa de vino y revuelve bien.

2. Sirve y disfruta.

NUTRICIÓN: Calorías: 90 cal Grasa: 0 g Proteínas: 0 g Carbohidratos: 3 g

# 3. Paloma

Listo en: 5 minutos

Porciones: 1

Dificultad: Fácil

## INGREDIENTES

- ¼ onzas de jarabe de azúcar

- 2 onzas de tequila

- 2 onzas de agua con gas

- 2 onzas de néctar de pomelo

- 4 cucharadas de néctar de lima

- Cubitos de hielo según sea necesario

- Sal al gusto

## INSTRUCCIONES

1. Añade todos los ingredientes a una licuadora y bate para obtener una mezcla homogénea.

2. Sirve y disfruta.

NUTRICIÓN: Calorías: 212 cal Grasa: 0 g Proteínas: 0 g Carbohidratos: 17 g

# 4. Granizado de cereza y lima

Listo en: 5 minutos

Porciones: 2

Dificultad: Fácil

## INGREDIENTES

- ½ taza de azúcar

- 4 tazas de cerezas dulces

- 2 tazas de agua con gas

- ½ taza de néctar de lima

## INSTRUCCIONES

1. Agrega todos los ingredientes a una licuadora y mezcla para obtener una mezcla suave.

1. Sirve y disfruta.

NUTRICIÓN: Calorías: 189 kcal Grasa: 1 g Proteínas: 3 g Carbohidratos: 49 g

# 5. Cóctel Caipirinha

Listo en: 5 minutos

Porciones: 1

Dificultad: Fácil

## INGREDIENTES

- 1 cucharada de néctar de lima

- 1 ½ lima en rodajas

- 2 onzas de cachaça

- 2 cucharadas de azúcar

- Hielo picado

## INSTRUCCIONES

2. Agrega todos los ingredientes a una licuadora y mezcla para obtener una mezcla suave.

3. Sirve y disfruta.

NUTRICIÓN: Calorías: 196 kcal Grasa: 0.5 g Proteínas: 0.7 g Carbohidratos: 11.2 g

# 6. Mula de vodka de melocotón y jengibre

Listo en: 5 minutos

Porciones: 2

Dificultad: Fácil

**INGREDIENTES**

- 1 taza de agua de seltz

- 1 cucharadita de pasta de jengibre

- 2 onzas de jarabe de melocotón

- 2 onzas de vodka

**INSTRUCCIONES**

1. Agrega todos los ingredientes a una licuadora y mezcla para obtener una mezcla suave.

2. Sirve y disfruta.

NUTRICIÓN: Calorías: 216 cal Grasa: 1 g Proteínas: 0 g Carbohidratos: 31 g

# 7. Bebida rosa de Starbucks

Listo en: 5 minutos

Porciones: 4

Dificultad: Fácil

## INGREDIENTES

- Rodajas de fresa

- 1 taza de té de hierbas

- ½ taza de néctar de uva

- 1 taza de agua hirviendo

- 1 ½ taza de leche de coco

## INSTRUCCIONES

1. Coloca las bolsitas de té en las tazas y vierte el agua hirviendo y luego retira las bolsas de té.

2. Añade el néctar de uva, el hielo y la leche de coco.

3. Coloca rodajas de fresa y sirve.

NUTRICIÓN: Calorías: 124 cal Grasa: 5 g Proteínas: 2 g Carbohidratos: 21 g

# 8. Té helado de madreselva

Listo en: 15 minutos

Porciones: 2

Dificultad: Fácil

## INGREDIENTES

- Miel según necesidad

- 2 ¼ tazas de flor de madreselva

- 2 tazas de agua

- Menta, según sea necesario, para decorar

## INSTRUCCIONES

1. Hierve agua en la olla y apaga el fuego.

2. Agrega las flores en agua hirviendo y revuelva.

3. Tape la sartén y déjela por 2 horas.

4. Cuela el agua empapada de flores y desecha los restos.

5. La madreselva está lista. Puedes guardarlo en un recipiente hermético en la nevera.

7. Agrega la madreselva en un vaso y agrega hielo.

8. Revuelve y sirve.

NUTRICIÓN: Calorías: 69 cal Grasa: 0 g Proteínas: 0 g Carbohidratos: 9 g

# 9. Batido de chocolate y caramelo

Listo en: 10 minutos

Porciones: 1

Dificultad: Fácil

## INGREDIENTES

- 2 cucharadas de coco tostado rallado

- 1 taza de leche de almendras

- $1/3$ taza de batido de chocolate

- 1 taza de hielo picado

- 1 cucharadita de extracto de caramelo

## INSTRUCCIONES

1. Agrega todos los ingredientes a una licuadora y mezcla para obtener una mezcla suave.

2. Sirve y disfruta.

NUTRICIÓN: Calorías: 281 cal Grasa: 12 g Proteínas: 19 g Carbohidratos: 22 g

# Conclusión

Todo el mundo quiere tener un cuerpo seguro y libre de enfermedades. La actividad física, un estilo de vida saludable y una dieta bien equilibrada son las formas más importantes de mantener una salud óptima. Una dieta cetogénica es la tendencia de estilo de vida más común hoy en día. Esta dieta puede parecer contradictoria porque la dieta Keto reduce los carbohidratos a 20 o 25 g por día. La dieta cetogénica es una dieta baja en carbohidratos, alta en grasas y moderada en proteínas que excluye muchos productos lácteos. Los ingredientes para una dieta cetogénica basada en vegetales incluyen verduras bajas en carbohidratos, almendras y semillas y frutos secos, bandejas de proteínas veganas, coco, frijoles y aceites esenciales.

Cuando se sigue una dieta cetogénica, deben evitarse los alimentos ricos en carbohidratos, incluidas las bebidas azucaradas, las verduras con almidón (como las patatas, los guisantes y los nabos) y los cereales. Para garantizar que se cumplen los requisitos dietéticos, deben consumirse ciertos minerales y vitaminas, como el hierro, la vitamina B12 y la vitamina D.

En general, una dieta cetogénica proporciona ventajas en la pérdida de peso y reducciones en el colesterol general, la presión arterial y el azúcar en sangre en los individuos. Sin embargo, a diferencia de los resultados de las dietas tradicionales para perder peso, estos efectos después de un año podrían no ser sustancialmente diferentes. Algunas personas que han tenido problemas para perder peso con otras estrategias pueden beneficiarse de una dieta cetogénica. Debido a la composición genética y a la estructura corporal, que difieren de una persona a otra, la proporción exacta de grasas, carbohidratos y proteínas necesaria para obtener beneficios para la salud también difiere. Supongamos que alguien decide comenzar una dieta cetogénica. En ese caso, se aconseja consultar con un dietista o un médico para observar de cerca cualquier modificación metabólica que se produzca después de comenzar la dieta y desarrollar un programa de comidas personalizado según las necesidades de salud actuales para evitar carencias nutricionales u otros problemas de salud. Cuando haya perdido peso, un dietista puede aconsejarle sobre la reintroducción de los hidratos de carbono en fases posteriores de la dieta.

# DIETA KETO PLAN

El plan completo de comidas de la dieta cetogénica para una vida saludable y una rápida pérdida de peso

Por Robert Smith

este libro se incluyen únicamente con fines aclaratorios y son propiedad de sus propietarios, no están afiliadas a este documento.

## Introducción

La dieta keto o dieta cetogénica, es un término bien conocido entre las personas conscientes de la salud y los nutricionistas, es una dieta baja en carbohidratos y alta en grasas que tiene numerosos beneficios para la salud. Ayuda a perder peso y mejora el metabolismo del cuerpo. También ayuda a tratar enfermedades como el cáncer, el Alzheimer, la diabetes y la epilepsia. La dieta Keto reemplaza el exceso de carbohidratos en los alimentos con grasa que ayuda al cuerpo con la cetosis. Cuando nuestro cuerpo se activa en la cetosis, hace que la grasa extra se queme (cetonas) y suministre energía a las neuronas. Por lo tanto, no solo nuestro cuerpo se vuelve metabólicamente activo, sino que la eficiencia de nuestro cerebro también aumenta con la ingesta de una dieta saludable y equilibrada. También reduce el nivel de azúcar en sangre y, junto con las cetonas, causa un impacto saludable físicamente. La dieta cetogénica se divide en diferentes categorías, incluida la dieta cetogénica estándar (DKE), la dieta cetogénica dirigida (DKD), la dieta cetogénica alta en proteínas y la dieta cetogénica cíclica (DKC). En la mayoría de estas categorías, solo se han estudiado ampliamente la dieta cetogénica estándar con altos niveles de proteínas. Otros planes de dietas keto, incluidas las cíclicas y específicas, son seguidas principalmente por atletas y culturistas.

El término más común que estudiamos en la dieta cetogénica es cetosis, un estado metabólico de nuestro cuerpo en el que las grasas se utilizan como principal fuente de energía. Solo la forma más posible y eficaz para que nuestro cuerpo entre en el estado de cetosis es el uso excesivo de grasas en nuestra dieta en lugar de carbohidratos, lo que limita el suministro de glucosa a las células del cuerpo y reduce los niveles de azúcar en la sangre. Cuando una persona sigue un plan de dieta keto, reduce los carbohidratos hasta 25-50 g/día y los reemplaza con grasas (pescado, nueces, aceites saludables, carne y huevos).

Además de reducir el consumo de carbohidratos, también es necesario equilibrar la utilización de proteínas en la dieta, ya que pueden convertirse en azúcar (glucosa) si se toman en alta consistencia y ralentizar la cetosis. La mejor forma alternativa para este propósito es ayunar de forma intermitente, ya que el ayuno ayuda a nuestro cuerpo a entrar rápidamente en la cetosis. Incluye alimentación equilibrada durante unas ocho horas y ayunos durante las dieciséis horas restantes al día.

La persona puede medir el nivel de cetonas en el cuerpo a través de análisis de orina, respiración y sangre. Además de estas pruebas, algunos síntomas indican si nuestro cuerpo ha entrado en cetosis o no. Estos síntomas incluyen micción frecuente, sensación de sed y disminución del apetito.

La dieta cetogénica es un plan muy eficaz y saludable para reducir el peso y superar el factor de riesgo de diversas enfermedades, y los investigadores han demostrado este hecho. Si una persona está preocupada por su obesidad y entusiasmada por reducir el peso, nada es más eficaz que una dieta cetogénica adecuada y bien planificada.

Como se mencionó anteriormente, la dieta cetogénica ayuda a lidiar con la diabetes y los problemas de colesterol. Es porque la dieta cetogénica cambia el metabolismo del cuerpo y mejora la sensibilidad a la insulina. ¿Qué puede ser más placentero para una persona diabética que su capacidad para manejar su nivel de azúcar? Todas estas maravillas son posibles con una dieta cetogénica bien planificada.

## Capítulo 1: Recetas para el desayuno

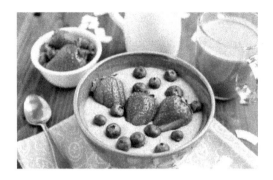

### 1. Horneado de brócoli con queso

Listo en: 45 minutos

Porciones: 7

Dificultad: Fácil

**INGREDIENTES**

- ½ taza de mantequilla

- 1 cebolla picada

- 8 tazas de brócoli

- Pimienta al gusto

- 1 ¼ de taza de leche

- Sal al gusto

- 2 huevos batidos

- 2 cucharadas de harina para todo uso

- 4 tazas de queso suizo (rallado)

## INSTRUCCIONES

1. Cuece el brócoli en agua hirviendo de 4 a 6 minutos y escúrrelo.

2. Toma una sartén, derrite la mantequilla a fuego lento.

3. Agrega la harina y cocina hasta que se formen burbujas.

4. Ahora agrega la cebolla y luego la leche revolviendo constantemente.

5. Cocina por 2 minutos, apaga el fuego.

6. Agrega todos los ingredientes restantes a un bol y mézclalos.

7. Vierte esta mezcla en un plato que contenga brócoli.

8. Hornéalo durante 30 minutos en un horno precalentado a 165° C.

NUTRICIÓN: Calorías: 441 cal Grasas: 15 g Proteínas: 23,3 g Carbohidratos: 15 g

## 2. Puré de coliflor

Listo en: 20 minutos

Porciones: 4

Dificultad: Fácil

## INGREDIENTES

- 1 cabeza de coliflor

- Sal al gusto

- Pimienta al gusto

- ¼ de taza de mantequilla o crema

- Ajo en polvo, queso (opcional)

## INSTRUCCIONES

1. Pica la coliflor en trozos pequeños y caliéntala en el microondas hasta que esté tierna.

2. Licúa la coliflor en un procesador de alimentos.

3. Agrega sal y pimienta.

4. Agrega mantequilla o crema y vuelve a licuar.

5. Agrega sabroseadores opcionales si lo deseas.

6. Disfrútala.

NUTRICIÓN: Calorías: 44 cal Grasas: 1 g Proteínas: 3 g Carbohidratos: 8 g

### 3. Omelette de pollo

Listo en: 35 minutos

Porciones: 2

Dificultad: Fácil

#### INGREDIENTES

- 3 huevos

- 1 filete de pollo (pechuga)

- 1 cucharada de albahaca picada

- 1 cucharada de aceite

- Sal al gusto

- 2 cucharadas de tomate, salsa

- Pimienta negra al gusto

- ¼ taza de queso

#### INSTRUCCIONES

1. Toma un rodillo y aplana el pollo con él.

2. Espolvorea pimienta negra y sal sobre el pollo.

3. Ahora fríe el pollo en una sartén a fuego medio.

4. Apaga la llama cuando el pollo esté cocido. Córtalo en tiras y déjalo a un lado.

5. En un bol, bate los huevos y agrega la pimienta negra, la sal y las hojas de albahaca.

6. Vierte esta mezcla en la sartén.

7. Llena el omelette por un lado con pollo, salsa de tomate y queso.

8. Dobla el omelette y sirve.

NUTRICIÓN: Calorías: 320 cal Grasas: 35 g Proteínas: 42 g Carbohidratos: 1.6 g

## 4. Avena con pera y sirope arce

Listo en: 3 horas 10 minutos

Porciones: 7

Dificultad: difícil

## INGREDIENTES

- ½ cucharadita de canela molida

- 6 tazas de agua

- 1 cucharadita de sal

- Spray para cocinar

- 1 ½ taza de avena

- Leche

- 1 ½ cucharadita de jengibre molido

- 1 taza de nueces picadas

- ¾ taza de sirope de arce

## INSTRUCCIONES

1. Bate todos los ingredientes en un tazón.

2. Toma una olla de cocción lenta y cúbrela con aceite en aerosol.

3. Cocina a fuego lento durante 7 horas, hasta que los granos se ablanden.

4. Ahora cúbrelo con leche, jarabe de arce y nueces.

5. Sirve y disfruta.

NUTRICIÓN: Calorías: 180 cal Grasas: 2.5 g Proteínas: 4 g Carbohidratos: 35 g

## 5. Tostada de vainilla dulce

Listo en: 15 minutos

Porciones: 5

Dificultad: Fácil

### INGREDIENTES

- 1 taza de leche

- 10 rebanadas de pan

- 4 huevos batidos

- 1/8 cucharadita de sal

- 2 cucharadas de azúcar

- 2 cucharaditas de extracto de vainilla

### INSTRUCCIONES

1. Combina todos los ingredientes en un tazón excepto el pan.

2. Ahora sumerge el pan durante 20 segundos en la mezcla preparada anteriormente.

3. Cocina sobre la parrilla precalentada hasta que el pan se ponga de color marrón claro.

4. Cocina por ambos lados.

5. Sírvelo con la cobertura deseada.

NUTRICIÓN (2 rebanadas): Calorías: 215 cal Grasas: 5 g Proteínas: 11 g Carbohidratos: 29 g

## 6. Estrato de salchicha y col rizada

Listo en: 1 hora 15 minutos

Porciones: 12

Dificultad: Fácil

### INGREDIENTES

- ½ taza de queso rallado

- 12 huevos

- 16 onzas de champiñones en rodajas

- 2 ½ taza de leche

- Aceite de oliva

- Pimienta según sea necesario

- Sal según sea necesario

- 1 barra de pan, en cubos

- 1 manojo de col rizada en rodajas

- 4 cucharadas de orégano, picado

- 2 libras de salchichas

### INSTRUCCIONES

1. Mezcla orégano, sal, los huevos y pimienta.

2. Espolvorea aceite, pimienta y sal sobre los champiñones y colócalos en el horno durante 20 minutos a 425º Fahrenheit.

3. Cocina la col rizada en aceite durante 2-3 minutos.

4. Ahora toma una rebanada de pan y cúbrela con col rizada, champiñones, mezcla de huevo y queso capa por capa.

5. Si es posible, refrigéralo durante la noche.

6. Hornea por 35-40 minutos a 350°.

7. Sirve y disfruta.

NUTRICIÓN: Calorías: 465 cal Grasas: 14 g Proteínas: 27 g Carbohidratos: 23 g

## 7. Sopa cetogénica con miso

Listo en: 10 minutos

Porciones: 2

Dificultad: Fácil

### INGREDIENTES

- 2 cucharadas de miso

- 2 rodajas de jengibre

- 2 tazas de caldo de pollo

- 4 hojas de alga nori

- 1 onza de tofu crudo, cocido

### INSTRUCCIONES

1. Toma una sartén, agrega el caldo de pollo y el jengibre y cocina por 10 minutos.

2. Agrega el miso en una sartén y bátelo para que no se formen grumos.

3. Ahora agrega cubos de tofu y cocina por 2 minutos.

4. Agrega las algas en la sartén, revuelve y apaga el fuego.

5. Sirve la sopa caliente y disfruta.

NUTRICIÓN: Calorías: 122.8 cal Grasas: 4.8 g Proteínas: 11.2 g Carbohidratos: 10.2 g

## 8. Omelette de champiñones y okra

Listo en: 15 minutos

Porciones: 2

Dificultad: Fácil

## INGREDIENTES

- 1 cucharada de cebolla verde picada

- 50 g de champiñones

- Sal al gusto

- 1 cucharada de ajo

- 5 okras

- Aceite

- 3 huevos

- 50 g de champiñones (blancos)

## INSTRUCCIONES

1. Lava, enjuaga y corta los champiñones blancos, la okra, la cebolla y el ajo.

2. Agrega aceite y sal a los huevos y bátelos por separado.

3. Sofríe la cebolla y el ajo en aceite durante unos minutos.

4. Ahora agrega okra, sal y champiñones.

5. Vierte el huevo en la mezcla y cocínalo.

6. Sirve.

NUTRICIÓN: Calorías: 168 cal Grasas: 11 g Proteínas: 14.5 g Carbohidratos: 2.7 g

## 9. Chili Frittata

Listo en: 10 minutos

Porciones: 4

Dificultad: Fácil

### INGREDIENTES

- 1 taza de queso cheddar, rallado
- 2 cucharadas de crema
- 4 huevos batidos
- 1 cucharada de aceite
- 1 taza de chile de pavo

### INSTRUCCIONES

1. Toma un bol y agrega queso a los huevos batidos.
2. En la sartén, agrega aceite para cubrir y luego agrega la mezcla de huevo.
3. Cocínalo a fuego lento.
4. Espolvorea chile y queso sobre los huevos.
5. Cocina en el horno durante 12-15 minutos a 350º Fahrenheit
6. Sirve la frittata caliente.

NUTRICIÓN: Calorías: 308.2 cal Grasas: 21 g Proteínas: 18.5g Carbohidratos: 11.7g

## 10. Omelette horneado saludable

Listo en: 35 minutos

Porciones: 12

Dificultad: Fácil

### INGREDIENTES

- 4 onzas. queso cheddar

- 6 huevos

- 1 taza de champiñones

- 1 pimiento rojo

- 1 taza de leche

- 1 pimiento verde

- ½ taza de harina integral

### INSTRUCCIONES

1. Bate la leche, la harina y los huevos en una licuadora.

2. Agrega pimientos y champiñones finamente picados.

3. Hornea en un horno precalentado durante 20 minutos a 450º Fahrenheit.

4. Espolvorea queso cuando los huevos estén bien cocidos.

5. Sirve y disfruta.

NUTRICIÓN: Calorías: 90 kcal Grasas: 5 g Proteínas: 6 g Carbohidratos: 6 g

## Capítulo 2: Recetas para el almuerzo

### 1. Hinojo cocido en leche

Listo en: 90 minutos

Porciones: 4

Dificultad: difícil

**INGREDIENTES**

- 4 bulbos de hinojo

- ¼ taza de aceite de oliva

- 6 tazas de crema

- 4 salvias

- 2 bulbos de ajo

- 60 g de pan rallado

- 50 g de parmesano

- 1 cucharadita de jugo de limón

- 1 cucharada de perejil picado

## INSTRUCCIONES

1. En una sartén grande, calienta 20 ml de aceite a fuego medio-alto. El hinojo debe agregarse en lotes, condimenta al gusto y hornea hasta que esté dorado, girando periódicamente.

2. Precalienta el horno a 180º Fahrenheit. Hierve la leche, el ajo y la salvia a fuego lento. Luego pasa a una bandeja para hornear de 2.5 litros con una cuchara ranurada. Vierte suficiente crema para llenar el plato en tres cuartos. Esparce dos tercios del parmesano por encima y hornea hasta que las verduras estén tiernas.

3. Precalienta la parrilla a fuego alto. En una taza poco profunda, mezcla el aceite restante y el parmesano con el pan rallado, el perejil y el jugo de limón. El pan rallado se debe espolvorear sobre el hinojo y asar a la parrilla hasta que esté dorado (6-7 minutos). Deja reposar durante 5 minutos antes de servir.

NUTRICIÓN: Calorías: 320 kcal Grasas: 31 g Proteínas: 7 g Carbohidratos: 4 g

## 2. Judías verdes con almendras

Listo en: 15 minutos

Porciones: 6

Dificultad: Fácil

### INGREDIENTES

- 1 cucharada de aceite de oliva

- 1 libra de judías verdes, subvención

- 1/8 cucharadita de pimienta negra

- ¼ de cucharadita de sal

- ¼ de taza de almendras

- 3 bulbos de ajo picado

- 1 limón

- 1 cucharada de queso

### INSTRUCCIONES

1. Llena con agua una olla grande hasta la mitad y hierve — Cocina por aproximadamente 2 minutos, o hasta que las judías verdes estén de color verde brillante pero aún sólidas. En un colador, escurre las judías verdes, luego muévelas a un recipiente con hielo y agua. Escurre y enjuaga con una toalla de papel.

2. En una sartén grande a presión media-alta, calienta el aceite de oliva. Cocina, revolviendo continuamente, durante aproximadamente 1 minuto, o hasta que el ajo esté fragante pero no dorado.

3. Mezcla las judías verdes, sal y pimienta en la sartén con el ajo y cocina durante 3-4 minutos.

4. Retira las judías verdes del fuego y ralla el queso parmesano por encima.

5. Mezcla las almendras Marconi en la misma sartén que las judías verdes y tuéstalas hasta que estén doradas, unos 5-6 minutos. Retira del fuego y sirve.

6. Si lo deseas, cubre con más queso parmesano y rodajas de limón fresco.

NUTRICIÓN: Calorías: 89 kcal Grasas: 5 g Proteínas: 3 g Carbohidratos: 8 g

### 3. Ensalada de frijoles germinados con aderezo de limón y hierbas

Listo en: 35 minutos

Porciones: 5

Dificultad: Fácil

**INGREDIENTES**

- 2 cucharadas de jugo de limón

- 1 taza de frijoles

- ½ taza de aceite de oliva

- 2 cucharadas de hojas de estragón

- 1 cucharada de mostaza

- 1 lata de frijoles rojos

- ½ libra de judías verdes

- 1 bulbo de cebolla verde

- 1 lata de garbanzos

- 4 onzas de queso

- 1 taza de tomate cherry picado

## INSTRUCCIONES

1. Combina aceite, jugo de limón y mostaza en un tazón y bate hasta que quede suave; sazona con sal, pimienta y estragón picado.

2. Hierve agua en una olla grande durante 1-2 minutos para blanquear las judías verdes. Para enfriar, coloca en un recipiente con agua helada, escurre y coloca en un recipiente para servir. Agrega las judías, los frijoles rojos, los garbanzos y la cebolla. Mezcla para combinar el aderezo con sal y la pimienta. Refrigera por unas horas. Incorpora suavemente los tomates y el queso feta justo antes de servir.

NUTRICIÓN: Calorías: 315 kcal Grasas: 8 g Proteínas: 3 g Carbohidratos: 5 g

## 4. Coles de Bruselas con cúrcuma

Listo en: 40 minutos

Porciones: 5

Dificultad: media

## INGREDIENTES

- Sal al gusto

- 17 ½ onzas de Bruselas

- 6 cucharadas de aceite de oliva

- Pimiento rojo al gusto

- Pimienta negra al gusto

- 1 cucharada de mantequilla

- Pasta de cúrcuma

- 1 cucharada de comino

- Hojas de espinaca

## INSTRUCCIONES

1. Precalienta el horno a 390º Fahrenheit. Las coles de Bruselas deben recortarse en la parte inferior y cortarse por la mitad.

2. Combina los brotes, los condimentos, el aceite de oliva y la mantequilla vegana en un tazón. Hornea durante 35-40 minutos, hasta que estén crujientes por fuera y tiernos por dentro, en una bandeja para hornear tapada. Si es necesario, agrega más sal y pimienta.

NUTRICIÓN: Calorías: 92 kcal Grasas: 3 g Proteínas: 4 g Carbohidratos: 12 g

## 5. Puré de coliflor con ajo

Listo en: 25 minutos

Porciones: 4

Dificultad: Fácil

## INGREDIENTES

- 1 cucharada de aceite de oliva

- 1 cucharada de coliflor

- ¼ taza de queso

- 1 bulbo de ajo picado

- 1/8 cucharadita de pimienta negra

- ½ cucharadita de saL

## INSTRUCCIONES

1. Llena una cacerola con agua justo debajo del fondo de una vaporera y déjala hervir. Agrega la coliflor y cocina por 12 minutos.

2. Calienta el aceite de oliva en un tazón pequeño; cocina y revuelve el ajo hasta que se ablande durante unos 2 minutos. Apaga el fuego.

3. La mitad de la coliflor debe colocarse en un procesador de alimentos, taparse y licuarse a fuego alto. Uno a la vez, agrega los floretes de coliflor restantes hasta que estén cremosos. Agrega ajo, queso parmesano, queso crema, sal y pimienta negra.

NUTRICIÓN: Calorías: 98 kcal Grasas: 5.7 g Proteínas: 5.2 g Carbohidratos: 8.4 g

## 6. Quiche keto de espinacas y queso feta sin corteza

Listo en: 55 minutos

Porciones: 8

Dificultad: media

### INGREDIENTES

- 1 taza de nata

- 1 cucharada de mantequilla

- 4 huevos

- ¼ taza de queso

- 2/3 taza de queso feta.

- ½ taza de queso mozzarella

- 1 paquete de espinacas en rodajas

- Pimienta negra al gusto

- Sal al gusto

- 1 cucharadita de pasta de ajo

- 1 cucharadita de pasta de cebolla

## INSTRUCCIONES

1. Calienta el horno a 320º Fahrenheit.

2. En un tazón grande, mezcla los huevos y la crema.

3. Sazona con pimienta y sal, y cubre con la mitad de la mozzarella rallada.

4. Exprime la espinaca para eliminar el exceso de líquido antes de esparcirla sobre la base del plato.

5. Corta el queso feta en trozos y colócalo encima de las espinacas.

6. Vierte la mezcla de huevo por encima, luego espolvorea la mozzarella restante encima.

7. Hornea durante 45 minutos después de calentar el horno a 350° F. Hasta rebanar, saca el bizcocho del horno y deja enfriar unos minutos.

8. En un recipiente hermético, refrigera por hasta 5 días, o divide en porciones y congela.

NUTRICIÓN: Calorías: 234 kcal Grasas: 20,2 g Proteínas: 9,4 g Carbohidratos: 2,7 g

## 7. Cazuela de hamburguesa con queso y tocino

Listo en: 45 minutos

Porciones: 8

Dificultad: media

### INGREDIENTES

- 6 cubos de tocino

- 8 onzas de macarrones

- ½ taza de cebolla picada

- 1 libra de carne de res

- Pimienta al gusto

- ½ cucharadita de pasta de ajo

- 1/3 taza de salsa de tomate

- 14.5 onzas de tomates

- 1 cucharada de salsa de soja

- 2 cucharadas de mostaza

- 12 onzas de queso

- ½ taza de chips en rodajas

### INSTRUCCIONES

1. Hierve los macarrones en una cacerola grande con agua con sal. Escúrrelos. Toma una cacerola, agrega un poco de aceite, cocina el tocino en aceite hasta que esté crujiente. Transfiérelo al plato.

2. Precalienta el horno a 400º Fahrenheit. Agrega la carne molida a la cacerola. Cocina y desmenuza la carne. Cuando la carne molida esté casi cocida, agrega la cebolla. Toma otra sartén y agrega todos los ingredientes tomates, salsa de tomate, mostaza, pimienta, ajo en polvo, salsa Worcestershire y revuelve a fuego lento.

3. Agrega los pepinillos picados y la mitad del queso americano. Revuelve hasta que el queso se derrita. Agrega los macarrones. Transfiere a una bandeja para hornear. Cubre con el queso restante. Hornea por 20 minutos. Sirve con tocino, lechuga picada, tomates y encurtidos. Disfruta.

NUTRICIÓN: Calorías: 582 kcal Grasas: 23 g Proteínas: 43 g Carbohidratos: 2 g

## 8. Estofado de rabo en vino

Listo en: 240 minutos

Porciones: 5

Dificultad: Difícil

## INGREDIENTES

- ½ cucharadita de pimienta de Jamaica

- Sal al gusto

- Pimienta negra al gusto

- 2 cucharadas de aceite de oliva

- 5 libras de carne de res

- 4 zanahorias picadas

Para la guarnición

- 1 cucharada de pasta de tomate

- 2 apios nabo

- 1 botella de vino

- 6 bulbos de ajo picado

- ¼ taza de hojas de perejil trituradas

- 1 taza de sopa de pollo

- 2 laurel

- 2 romero

- Un jugo de limón

## INSTRUCCIONES

1. Marina el rabo de toro con sal, pimienta y otras especias, frota las especias por todo el rabo. Déjalo refrigerar de 2 a 3 horas. Calienta una olla para hornear de 8 cuartos de galón, o una olla de sopa pesada con tapa, a fuego medio-alto. Agrega el rabo de toro, aceite y calienta, y haz una sola capa para cocinarlos fácilmente, volteándolos de vez en cuando, hasta que la carne esté dorada por todas partes; transfiere la carne a un plato.

2. Agrega un poco de aceite a la sartén, agrega la chalota a la sartén y cocina a fuego medio hasta que esté ligeramente caramelizada. Agrega la raíz de apio y la zanahoria y cocina por 5 minutos. Agrega la pasta de tomate y el ajo, cocina por 1 minuto.

3. Calienta el horno a 325º Fahrenheit. Vierte el caldo y el vino en la olla. Agrega ramitas de perejil, hojas de laurel, ramas de romero. Lleva la mezcla a ebullición y cocina durante unos 15 minutos. Hierve el rabo

de toro durante un tiempo, luego hornea durante unos 25-30 minutos hasta que la carne esté completamente cocida.

4. Mezcla el rabo de toro con la salsa restante de la sartén. Prueba y ajusta los condimentos. Toma un tazón pequeño, mezcla el perejil picado, la ralladura de limón y una pizca de sal. Vierte la mezcla sobre el rabo de toro y sirve.

NUTRICIÓN: Calorías: 1210 kcal Grasas: 75 g Proteínas: 76 g Carbohidratos: 34 g

## 9. Burrito coreano BBQ

Listo en: 5 horas

Porciones: 5

Dificultad: Difícil

**INGREDIENTES**

1. 2 libras de solomillo

### Para la carne asada coreana

- 2 jengibres picado

- 2 peras picadas

- ¼ taza de salsa de soja

- 4 bulbos de ajo

- 1 cucharada de aceite de sésamo

- ¼ de azúcar

- Arroz

### Para los burritos

- 1 kimchi

- Cebolla picada

- 4 tortillas

- Salsa de soja al gusto

## INSTRUCCIONES

1. Corta la carne en rodajas, ponla en un procesador de alimentos, agrega todos los demás ingredientes, jengibre y ajo, y cocina durante 3-4 horas en una olla de cocción lenta.

2. Prepara el relleno, cocina el arroz y prepara la salsa.

3. Toma un trozo de papel de aluminio, colócale una tortilla, carne, kimchi, arroz, hierbas y salsa sobre la tortilla. Dóblalo y enróllalo en el papel.

NUTRICIÓN: Calorías: 354 kcal Grasas: 9,3 g Proteínas: 42,4 g Carbohidratos: 23,2 g

## 10. Cazuela de macarrones y ternera con crema agria

Listo en: 35 minutos

Porciones: 5

Dificultad: media

### INGREDIENTES

2. 8 onzas de jugo de tomate

3. 1 libra de carne de res

4. 1 cebolla picada

5. 6 rebanadas de queso

6. 8 onzas de crema agria

7. Pimienta al gusto

8. ½ cucharadita de pasta de ajo

9. ¾ Fideos Macarrones

10. Sal al gusto

### INSTRUCCIONES

1. Precalienta el horno a 350º Fahrenheit.

2. Dora la carne molida con cebolla picada, sal, pimienta y sal de ajo en una sartén de hierro fundido.

3. Cocina los macarrones hasta que estén suaves, cuélalos y luego combínalos con la crema agria en una taza para mezclar.

4. Después de agregar la crema agria a los fideos.

5. Coloca la carne y la salsa de tomate en una bandeja para hornear de 8x10 y vierte la mitad de la mezcla en ella.

6. Rellena con una capa de pasta y dos lonjas de queso.

7. Repite con las rodajas de queso restantes encima de la cazuela.

8. Hornea por 20 minutos precalentando el horno.

NUTRICIÓN: Calorías: 466.1 kcal Grasas: 35.1 g Proteínas: 27.9 g Carbohidratos: 9.5 g

## 11. Crema Korma de verduras de la India

Listo en: 40 minutos

Porciones: 4

Dificultad: media

### INGREDIENTES

Para la salsa

11. 1 raíz de jengibre triturada

12. 1 cebolla

13. Ajo de tres bulbos

14. ¼ taza de anacardos

15. 1 pimiento triturado

Para el Korma

16. 1 cucharadita de curry en polvo

17. 1 cucharada de aceite

18. 1 cucharadita de garam masala

19. 1 cucharadita de cúrcuma

20. ½ cucharadita de cilantro

21. ½ cucharadita de canela

22. ½ cucharadita de pimienta negra

23. ½ cucharadita de sal

24. 2 tomates, en rodajas

25. 1/8 cucharadita de cardamomo

26. ¾ taza de yogur

27. ½ taza de leche de coco

28. 1 papa picada

29. 1 ½ cucharadita de azúcar

30. 1 taza de frijoles verdes triturados

31. 1 taza de zanahoria

## INSTRUCCIONES

1. En el tazón, mezcla cebolla, jengibre, jalapeño, ajo y los anacardos con 1/2 taza de agua. Hasta que esté completamente suave, haz puré con la mezcla en una licuadora.

2. En una sartén amplia a fuego medio, calienta el aceite vegetal. Mide todas las especias (curry en polvo, cardamomo) y colócalas en un tazón pequeño mientras el aceite se calienta.

3. Con precaución para evitar salpicaduras, vierte la mezcla de salsa en puré en la sartén caliente. Permite que se cocine de 2 a 3 minutos, o hasta que esté fragante, después de agregar las especias previamente medidas.

4. Combina tomate, azúcar morena, leche de coco, papa, los guisantes, yogur, zanahorias y las judías verdes en un tazón grande para mezclar. Revuelve bien, tapa y cocina durante 10 minutos a fuego medio.

5. Destapa y cocina de 5 a 10 minutos más hasta que las papas estén tiernas. Sirve con pan y arroz basmati cocido.

NUTRICIÓN: Calorías: 335 kcal Grasas: 20 g Proteínas: 10 g Carbohidratos: 33 g

## 12. Alcachofas de ajo

Listo en: 30 minutos

Porciones: 4

Dificultad: Fácil

**INGREDIENTES**

32. 1 limón

33. 2 alcachofas

34. 1 cucharadita de condimento

35. 2 bulbos de ajo picados

36. 1 taza de agua

37. 3 cucharadas de mantequilla

38. Salsa de soya

39. 5 cucharadas de mantequilla

**INSTRUCCIONES**

1. Corta los tallos de las alcachofas y deséchalos.

2. Recorta el tercio superior de una alcachofa con un cuchillo afilado.

3. Para evitar que los cortes se doren, frótalos con un cuarto de limón y exprime un poco de jugo sobre ellos.

4. Ahora, de arriba hacia abajo, corta cada alcachofa por la mitad a través del tallo.

5. Separa todas las hojas púrpuras espinosas del interior de la alcachofa con una cuchara y un cuchillo.

6. Derrite tres cucharadas de mantequilla dentro de una cacerola grande.

7. Para condimentar la mantequilla, agrega el ajo y saltea a fuego lento.

8. Con el lado cortado hacia abajo, agrega las mitades de alcachofa en la sartén.

9. Asa, revolviendo regularmente, durante 5 minutos o hasta que esté ligeramente dorado.

10. Agrega los condimentos y el vino.

11. Reduce el calor a extremadamente bajo, cubre el plato y deja cocinar durante unos 20 minutos.

12. Revisa la sartén después de diez minutos para asegurarte de que haya suficiente líquido para evitar que se queme.

13. Agrega más vino si es necesario.

14. Prueba el punto de cocción de las alcachofas pinchándolas con un tenedor.

15. Debe perforar sin ningún problema.

16. Sirve con el resto del licuado para untar en un plato pequeño.

NUTRICIÓN: Calorías: 297.5 kcal Grasas: 23.2 g Proteínas: 3.2 g
Carbohidratos: 12.2 g

## 13. Pan de calabacín saludable

Listo en: 70 minutos

Porciones: 5

Dificultad: media

### INGREDIENTES

40. 2 huevos

41. ¾ taza de nueces en rodajas

42. 1/3 taza de aceite de oliva

43. ½ taza de miel

44. 1 cucharadita de levadura en polvo

45. ½ taza de leche

46. 2 cucharaditas de esencia de vainilla

47. 1 cucharadita de canela

48. ¼ de cucharadita de nuez moscada

49. ½ cucharadita de sal

50. ¾ taza de harina de trigo

51. 1 ½ calabacín, rallado

### INSTRUCCIONES

1. Precalienta el horno a 325º Fahrenheit.

2. Para tostar las nueces, agrega las nueces en rodajas en la bandeja para hornear preparada una vez que el horno haya completado el precalentamiento. Hornea durante unos 5 minutos, revolviendo a la mitad, hasta que las nueces estén fragantes y tostadas.

3. Combina el aceite de coco y la miel en una taza grande para mezclar. Bátelos para que estén bien combinados. Bate bien los huevos.

4. Bate la leche, levadura, canela, vainilla, harina y nuez moscada. Agrega el calabacín con una cuchara grande. Agrega la harina hasta que esté completamente mezclada.

5. Puedes cortar el pan descongelándolo en el microondas o tostándolo ligeramente.

6. En una bandeja para hornear, coloca la masa con una cuchara y termina con una fina capa de canela. Pasa la punta de un cuchillo sobre la masa en forma de zig-zag para obtener un efecto bastante arremolinado.

7. Al insertar un palillo para hornear, saldrá limpio y el pan rebotará cuando se apriete. Deja que el pan se enfríe sobre una rejilla en la sartén. Las rodajas deben cortarse con un cuchillo de sierra.

8. Dado que este pan está húmedo, solo puede permanecer a temperatura ambiente durante 2 a 3 días. Puedes guardarlo en el refrigerador de 5 a 7 días o congelarlo hasta por 3 meses.

NUTRICIÓN: Calorías: 262 kcal Grasas: 14.5 g Proteínas: 5.6 g Carbohidratos: 30.8 g

## Capítulo 3: Recetas para la cena

### 1. Limón, pimienta y salmón

Listo en: 30 minutos

Porciones: 6

Dificultad: Fácil

### INGREDIENTES

- ½ cucharadita de pimienta negra

- 2 libras de salmón

- Jugo de dos limones

- 10 tomillos triturados

- 2 cucharadas de aceite de oliva

- Sal al gusto

- 1 cucharada de perejil picado

### INSTRUCCIONES

1. Saca el salmón del refrigerador y déjalo a un lado para que alcance la temperatura ambiente mientras preparas todos los demás ingredientes. Precalienta el horno a casi 375º Fahrenheit. Usando una tira ancha de papel de aluminio, cubre una bandeja para hornear con un borde lo suficientemente grande como para acomodar el trozo de salmón. Coloca una capa de hoja de pergamino sobre el salmón si no quieres que toque el papel aluminio.

2. Esparce suavemente el papel de aluminio con aceite en aerosol, luego organiza cinco ramitas de tomillo en el centro. La mitad de uno de los limones debe cortarse en rodajas finas y luego colocarse en el centro. Encima de eso, coloca el salmón.

3. Rocía el salmón con aceite de oliva. Sobre el salmón, ralla el segundo limón y sazona con pimienta y sal. Sobre el salmón, espolvorea las rodajas restantes de limón y tomillo. Vierte un poco de jugo de limón jugo sobre el final.

4. Enrolla el papel de aluminio con los lados hacia arriba sobre la parte superior del salmón para taparlo por completo. Coloca la segunda pieza de papel de aluminio en la parte superior, luego enrolla los lados hacia abajo para crear un paquete sellado si la primera pieza no es lo suficientemente grande. Deja una cantidad limitada de espacio dentro de la lámina, permitiendo que el aire fluya.

5. Hornea el salmón durante 15 a 20 minutos, o hasta que la porción más gruesa esté casi completamente cocida. Dependiendo del grosor del salmón, el tiempo de cocción puede variar. Verifica unos minutos antes si los lados son más delgados para garantizar que el salmón no se cocine demasiado. Puedes tardar más si la pieza es gruesa.

6. Extrae el salmón del horno y abre suavemente el papel de aluminio para revelar toda la superficie del pescado. Ajusta la configuración del horno para asar, regresa inmediatamente el salmón al horno, luego asa durante tres minutos, o hasta que la superficie se vuelva ligeramente dorada y el pescado esté completamente cocido. Para no dejar cocinar demasiado el salmón, vigílalo mientras se asa. Saca el salmón del horno. Si aún se ve incompleto, ata el papel de aluminio de nuevo y déjalo a un lado por un tiempo. Permite que repose por un breve tiempo; el salmón pasará fácilmente de "parcialmente cocido" a "bien cocido". Está listo, desmenuza convenientemente con un tenedor.

7. Corta un poco el salmón en trozos para comer. Si es necesario, agrega más hierbas frescas o un chorrito adicional de limón.

NUTRICIÓN: Calorías: 268 kcal Grasas: 14 g Proteínas: 31 g Carbohidratos: 4 g

## 2. El mejor bacalao al horno

Listo en: 30 minutos

Porciones: 4

Dificultad: Fácil

### INGREDIENTES

- 2 cucharadas de tomillo picado

- 6 onzas de filetes de bacalao

- 1 cucharada de aceite de oliva

- 3 cucharadas de mantequilla

- Pasta de ajo de 3 dientes

- ½ cucharadita de pimentón

- 2 cucharadas de perejil picado

- Sal al gusto

- 1 jugo de limón

- Pimienta negra al gusto

### INSTRUCCIONES

1. Enciende el horno y caliéntalo a 400º F/200º C. Corta pequeños filetes de bacalao y colócalos en la bandeja para hornear.

2. Prepare una mezcla de estos ingredientes, mantequilla, aceite de oliva, ajo picado, perejil, pimentón, sal y pimienta, usando una batidora en un tazón.

3. Ahora vierte esto encima de cada filete de bacalao.

4. En ambos lados de los filetes, coloca rodajas de limón.

5. Ahora coloca la bandeja para hornear en el horno precalentado por hasta 15-20 minutos o cuando se vea opaco.

NUTRICIÓN: Calorías: 258 kcal Grasas: 6 g Proteínas: 31 g Carbohidratos: 4 g

## 3. Tacos de pescado fáciles

Listo en: 25 minutos

Porciones: 4

Dificultad: Fácil

### INGREDIENTES

- 1 cucharadita de orégano

- 1 ½ libras de filetes de tilapia

- 1 cucharada de chile rojo

- 1 cucharada de aceite de oliva

- ½ cucharadita de comino

- 1 cucharadita de pimentón

- ½ cucharadita de pasta de ajo

- Sal al gusto

- ½ cucharadita de pasta de cebolla

- Pimienta al gusto

Tacos

- 1 aguacate picado

- Harina de maíz

- 1 jugo de limón

Salsa de pescado para tacos

- ½ cucharadita de comino

- 2 cucharadas de mayonesa

- ½ jugo de limón

- 3 cucharadas de crema agria

- ½ cucharadita de ajo en polvo

- Sriracha al gusto

## INSTRUCCIONES

1. Enciende el horno y caliéntalo a 400º F.

2. Haz una mezcla de los ingredientes de la salsa de taco de pescado en un tazón pequeño.

3. Haz pequeños filetes de pescado y vierte la mezcla de salsa en los filetes. Toma una sartén forrada y agrega aceite de oliva y caliéntala. Cuando el aceite esté caliente, coloca los filetes de pescado en la sartén.

4. Coloca esta sartén en el horno y hornea hasta 12-15 minutos o cuando los filetes se desmenucen o estén completamente cocidos.

5. Divide el pescado en trozos grandes y colócalos entre las tortillas.

NUTRICIÓN: Calorías: 163 kcal Grasas: 5 g Proteínas: 3 g Carbohidratos: 27 g

## 4. Langosta con salsa de limón y mantequilla de hierbas

Listo en: 25 minutos

Porciones: 5

Dificultad: Fácil

### INGREDIENTES

- 1 langosta, cocida

- ½ cucharadita de jugo de limón

- 1 pan crujiente

- 100 g de mantequilla

- Hojas de albahaca trituradas

- 1 manojo de cebollín

- 100 g de cohete

- 2 cucharadas de aceite de oliva

- 150 g de carne de langosta

- ½ aguacate picado

- ½ jugo de limón

## INSTRUCCIONES

Para hacer salsa de limón y mantequilla, toma una cacerola y calienta el jugo de limón, agrega unos cubos de mantequilla. Retire la salsa del fuego y pruébela; agrega sal para hacerlo más sabroso.

Ahora, para preparar la ensalada, mezcla suavemente la carne de langosta y el aguacate. Remoja esta mezcla en aceite de oliva y jugo de limón. Asegúrate de que todos los ingredientes estén bien mezclados.

Agrega las hierbas en la salsa y coloca la salsa en un tazón. Por un lado, en una bandeja para servir se coloca la carne de langosta y, por el otro, la ensalada y la salsa. Sumerge los trozos de langosta en la salsa y disfruta.

NUTRICIÓN: Calorías: 649 kcal Grasas: 61 g Proteínas: 22 g Carbohidratos: 1 g

### 5. Salmón Keto Cajun

Listo en: 17 minutos

Porciones: 5

Dificultad: Fácil

## INGREDIENTES

- 1 cucharada de aceite de oliva

- Salmón de seis piezas

- ¼ taza de mantequilla

- 1 cucharada de condimento cajún

- 1/3 taza de queso parmesano picado

- 1 cucharada de perejil

## INSTRUCCIONES

1. Para esta receta, toma una sartén ancha y agrega aceite de oliva y la mitad del cuadrado de mantequilla y hierve a fuego medio. Haz trozos de salmón y frótalos con condimento cajún y coloca estos trozos en la sartén. Cocina un lado durante 3-5 minutos y luego dale la vuelta y cocina el otro lado simultáneamente. Luego retira los trozos de salmón.

2. Cuando retires el salmón, agrega la mantequilla y el ajo a una sartén y saltea durante medio minuto. Luego agrega crema espesa, perejil, queso y una cucharadita de cajún. Luego agrega los trozos de salmón nuevamente y vierte la salsa sobre el salmón.

3. Sírvelo con ensalada de verduras.

NUTRICIÓN: Calorías: 343 kcal Grasas: 26g Proteínas: 23 g Carbohidratos: 1 g

## 6. Repollo picante con arroz - Lahanorizo

Listo en: 70 minutos

Porciones: 4

Dificultad: difícil

### INGREDIENTES

- ½ taza de arroz, crudo
- ¼ taza de aceite de oliva
- ½ repollo cortado en cubitos
- 1 cebolla picada
- ½ cucharada de pasta de tomate
- ½ cucharadita de pimienta de cayena
- Sal al gusto
- Perejil para servir
- Pimienta al gusto
- Limón para servir

### INSTRUCCIONES

1. En una olla mediana, saltea las cebollas; después de 5 minutos, agrega el repollo, revuélvelo hasta que se ablande.

2. Agrega agua caliente para asegurarte de que el repollo se ablande bien

3.  Ahora, toma la pasta de tomate y el agua, ponla en la olla, sazona con sal, pimienta y pimienta de cayena al gusto.

4.  Toma el arroz, colócalo en una olla, agrega agua según sea necesario para que el arroz se cocine perfectamente.

5.  El arroz debe estar cremoso y pegajoso; Retira del fuego.

6.  Adorna con perejil.

7.  Sirve y disfruta.

NUTRICIÓN: Calorías: 277 kcal Grasas: 8.7 g Proteínas: 6.2 g Carbohidratos: 45.1 g

## 7. Fettuccine con conejo, alcachofas y habas

Listo en: 30 minutos

Porciones: 5

Dificultad: Fácil

### INGREDIENTES

- ¾ de queso parmesano rallado

- 1 onzas de hongos porcini

- Sal al gusto

- 13 libras de conejo picado

- Pimienta al gusto

- 3 zanahorias picadas

- 5 cucharadas de aceite de oliva

- 12 dientes de ajo picados

- 1 taza de vino seco

- 3 cucharadas de pasta de tomate

- 5 tazas de caldo de pollo

- 2 ramitas de tomillo

- 6 cucharadas de estragón, cortado en cubitos

- 1 libra de fettuccine

- 1 taza de habas, cocidas

- 1 libra de corazones de alcachofa

## INSTRUCCIONES

1. En un tazón, agrega agua caliente y champiñones; después de 10 minutos, escurre los champiñones, pícalos y guarda el agua.

2. Toma la carne de conejo, sazona con pimienta y sal. En una olla grande, calienta el aceite y cocina el conejo durante unos 3-4 minutos y transfiere a un plato. Ahora en la olla, coloca los champiñones, zanahoria, ajo; cocínalos por 8 minutos. Después de eso, agrega la pasta de tomate y el vino, espera 3-4 minutos. Ahora los champiñones remojados, estragón, caldo, trozos de carne, espolvorea con tomillo y cocina por unos minutos.

3. Saca los trozos de carne de la olla. Separa la carne de los huesos y vuelve a ponerla en la olla.

4. Agrega las habas y las alcachofas, la pasta hervida en la olla y cocina a fuego lento; agrega sal, estragón y media taza de queso parmesano y mezcla bien.

5. Disfruta la comida.

NUTRICIÓN: Calorías: 278 kcal Grasas: 21 g Proteínas: 117 g Carbohidratos: 6 g

## 8. Tazón de parmi de pollo keto

Listo en: 45 minutos

Porciones: 5

Dificultad: media

### INGREDIENTES

- 25 g de mantequilla

- 1 huevo

- ½ taza de queso rallado, parmesano

- 2/3 taza de harina de almendras

- 2 cucharadas de perejil, cortado en cubitos

- Aceite de oliva según sea necesario

- ½ taza de crema espesa

- 100 g de pechuga de pollo

- 1/3 taza de salsa de tomate en pasta

- ½ taza de queso rallado, mozzarella

- 4 lonjas de jamón

- Floretes picados

- 1 cucharada de cebollín en rodajas

- Pimienta blanca, para sazonar

## INSTRUCCIONES

1. En una taza pequeña, bate ligeramente un huevo.

2. Combina harina de almendras, sal, parmesano, pimienta y perejil.

3. Primero, sumerge el trozo de pollo en la leche, luego sumerge en la mezcla de harina de almendras y remueve para cubrir.

4. Coloca en una bandeja para hornear forrada de papel pergamino.

5. Refrigera durante unos 30 minutos para que los sabores se mezclen.

6. Coloca la coliflor en la cacerola mediana a fuego alto, luego cubre con agua para hacer el puré.

7. Cocina entre 15 y 20 minutos o hasta que las verduras estén blandas.

8. Escurre, reservando un tercio de taza de un líquido de cocción en un colador.

9. En la cacerola, derrite la mantequilla a fuego alto hasta que haga espuma.

10. Combina la coliflor asada, la leche y el líquido de cocción retenido en un tazón grande para mezclar. Cocina a fuego lento durante 3 minutos, o antes de que se acorte ligeramente.

11. Apaga el fuego y mezcla con una licuadora hasta que quede suave y agrega pimienta negra y sal.

12. En una sartén grande de fondo liso, calienta el aceite a fuego medio-alto.

13. Cocina el pollo durante unos 3 minutos o hasta que esté crujiente y dorado.

14. Precalienta la parrilla a una temperatura más alta.

15. Cubre cada escalope con una cucharada de salsa de tomate para pasta.

16. Coloca una capa de jamón encima, luego una capa de queso encima.

17. Asa alrededor de 3 a 4 minutos, o hasta que estén doradas. Si es necesario, agrega más perejil a la mezcla.

18. Transfiere el puré de coliflor y cocina a fuego moderado, revolviendo constantemente, durante 2 minutos o hasta que esté completamente cocido. Agrega el puré al pollo.

NUTRICIÓN: Calorías: 807.342 kcal Grasas: 61.8 g Proteínas: 50.1 g Carbohidratos: 8.9 g

## 9. Tots de coliflor

Listo en: 30 minutos

Porciones: 6

Dificultad: Fácil

### INGREDIENTES

- 2 cucharadas de sriracha

- 4 tazas de coliflores

- 1 taza de queso parmesano rallado

- 1 huevo

- 1 taza de queso cheddar rallado

- 2 cucharadas de cebollín, cortado en cubitos

- 2/3 taza de pan rallado

- Sal al gusto

- ½ taza de salsa de tomate

- Pimienta negra al gusto

### INSTRUCCIONES

1. Precalienta el horno a 375º Fahrenheit.

2. Agrega la coliflor hervida en el procesador de alimentos.

3. Combina panko, parmesano, queso cheddar, coliflor, queso y cebollín en un tazón grande y revuelve para combinar. Al gusto, agrega pimienta y sal.

4. Se puede sacar una cucharada de la mezcla y enrollarla con las yemas de los dedos.

5. Hornea alrededor de 15-20 minutos, hasta que estén dorados, en una bandeja para hornear forrada.

6. Haz una salsa de tomate picante: En un plato para servir poco profundo, mezcla la salsa de tomate y la sriracha.

7. La coliflor se sirve con salsa de tomate picante.

NUTRICIÓN: Calorías: 95 kcal Grasas: 6 g Proteínas: 6.3 g Carbohidratos: 5.5 g

## 10. Alcachofa para untar

Listo en: 30 minutos

Porciones: 24

Dificultad: Fácil

### INGREDIENTES

- 1 cucharadita de eneldo seco

- 14 onzas de corazones de alcachofa

- 1 taza de queso parmesano rallado

- Paquete de 8 onzas de queso crema

- 1 diente de ajo picado

- ½ taza de mayonesa

### INSTRUCCIONES

1. En un procesador de alimentos coloca los corazones de alcachofas, condiméntalos con mayonesa, queso parmesano y eneldo, licua bien.

2. Toma un molde para pastel y esparce los corazones de alcachofa mezclados.

3. Hornea en un horno precalentado a 400º Fahrenheit durante 15 minutos.

   NUTRICIÓN: Calorías: 93 kcal Grasas: 8.3 g Proteínas: 2.9 g Carbohidratos: 2.4 g

## 11. Empanadas de salmón

Listo en: 25 minutos

Porciones: 5

Dificultad: Fácil

### INGREDIENTES

- 1 cucharada de aceite de oliva

- 10 onzas de salmón

- ¼ de taza de cebolla picada

- 1 huevo

- ½ taza de pan rallado

### INSTRUCCIONES

1. Primero, prepara una mezcla de cebolla, huevo, pan rallado y salmón en un tazón para mezclar. Retira el líquido presente en el salmón.

2. Con esta mezcla se hacen las empanadas. Se puede usar líquido de salmón para mojar esta mezcla si hay dificultades para hacerlas.

3. Ahora toma una sartén engrasada con aceite de oliva y coloca las empanadas en ella. Cocina durante 10-15 minutos o hasta que todos los lados se doren. Coloca estas empanadas en una bandeja para servir y disfrútalas.

NUTRICIÓN: Calorías: 224 kcal Grasas: 10,4 g Proteínas: 22,3 g
Carbohidratos: 9 g

## 12. Salsa de almejas rojas

Listo en: 3 horas 25 minutos

Porciones: 4

Dificultad: Fácil

### INGREDIENTES

- 6 onzas de linguini

- 1 cebolla triturada

- 2 dientes de ajo picados

- 1 cucharada de aceite

- 1 hoja de laurel

- 2 latas de almejas trituradas

- 1 lata de pasta de tomate

- 2 tazas de tomates picados

- ¼ taza de perejil picado

- ½ taza de azúcar

- ½ cucharadita de tomillo picado

- 1 cucharadita de albahaca picada

- ½ perejil picado

### INSTRUCCIONES

1. Para hacer una salsa de almejas, toma una sartén, agrega aceite y cebolla, y saltea la cebolla hasta que se ablanden. Luego agrega el ajo y cocínalo durante 2-3 minutos.

2. Transfiere esta mezcla a una olla de cocción lenta. Luego agrega las almejas, perejil, tomates, hoja de laurel, pasta de tomate, azúcar, albahaca y tomillo y revuelve continuamente.

3. Sella la tapa y cocina esta mezcla durante 3-4 horas a fuego lento; asegúrate de que esté bien caliente. Quítale la hoja de laurel. Sírvelo junto con linguini.

NUTRICIÓN: Calorías: 305 kcal Grasas: 5 g Proteínas: 15 g Carbohidratos: 53 g

### 13. Salmón con jengibre y sésamo

Listo en: 65 minutos

Porciones: 5

Dificultad: media

**INGREDIENTES**

- 4 onzas de filetes de salmón

- ¼ taza de aceite de oliva

- 2 cucharadas de vinagre

- 2 cucharadas de salsa de soja

- 2 cucharadas de aceite de sésamo

- 2 dientes de ajo picados

- 2 cucharadas de azúcar

- 1 cucharada de ajonjolí

- 1 cucharada de jengibre picado

- 4 cebollas picadas

Para el glaseado de miel y jengibre

- ½ cucharadita de pasta de jengibre

- 2 cucharadas de miel

- 1 cucharadita de aceite de sésamo

- 1 cucharadita de salsa de soja

- ½ cucharadita de sriracha

- ½ cucharadita de ajonjolí

## INSTRUCCIONES

1. Primero, prepara el glaseado mezclando ingredientes como miel, salsa de soja, aceite de sésamo, Sriracha, jengibre y semillas de sésamo en un tazón pequeño.

2. Ahora toma un tazón mediano y agrega semillas de sésamo, jengibre, ajo, aceite de oliva, azúcar morena, salsa de soja, aceite de sésamo, vinagre de arroz y cebollas verdes y mezcla con una batidora.

3. Combina los filetes de salmón y la marinada de jengibre en una bolsa grande y déjalo marinar durante unos 30 minutos. Sigue girando la bolsa después de un rato.

4. Enciende el horno y ponlo a 400º F. Prepara una bandeja para hornear rociándola con spray no pegajoso.

5. Ahora coloca los filetes de salmón adobados en una bandeja para hornear y hornea por 20 minutos.

6. Sirve el salmón con el glaseado ya preparado.

NUTRICIÓN: Calorías: 439 kcal Grasas: 29,8 g Proteínas: 24,1 g
Carbohidratos: 19,3 g

## 14. Filetes de salmón con salsa de cebollín

Listo en: 240 minutos

Porciones: 4

Dificultad: Difícil

**INGREDIENTES**

- ½ taza de cebollín triturado

- 2 cucharadas de eneldo triturado

- 1/3 taza de yogur

- 2 cucharadas de mayonesa

- Sal al gusto

- 2 cucharaditas de alcaparras trituradas

- 2 cucharadas de jugo de limón

- Pimienta negra al gusto

Salmón

- 2 cucharaditas de aceite de oliva

- 2 cucharadas de eneldo triturado

- 2 cucharaditas de pimentón

- 2 cucharaditas de jugo de limón

- Sal al gusto

- 4 filetes de salmón

- ¼ de cucharadita de chile rojo

- Rodajas de limón

## INSTRUCCIONES

1. Mezcla cebollín, sal, crema, jugo de limón, pepinillo, mayonesa, alcaparras y pimienta en un tazón pequeño para crear la salsa de cebollín. Remueve todo junto con la batidora o un tenedor hasta que todo esté bien combinado. Cubre y enfría durante 1 hora; déjalos enfriar a temperatura ambiente antes de servir.

2. Para hacer el salmón, mezcla ajo, pimentón, ralladura de limón, eneldo y pimienta de cayena en un plato poco profundo. Frota 12 cucharaditas de aceite en cada filete de pescado, luego frota con la mezcla de eneldo para cubrir uniformemente los filetes. Refrigera por 1-2 horas hasta transferir a un plato.

3. Rocía una sartén antiadherente grande con aceite en aerosol, luego calienta. Coloca los filetes de salmón en la sartén cuando esté caliente pero no humeante, y cocina, girando una vez, hasta que estén bien dorados y completamente opacos, 3-4 minutos por lado.

4. Coloca los filetes en platos individuales para comer. Sirve con salsa de cebollín y adorna con rodajas de limón y ramitas de eneldo.

NUTRICIÓN: Calorías: 407 kcal Grasas: 17 g Proteínas: 35 g Carbohidratos: 25 g

## Capítulo 4: Recetas para bocadillos

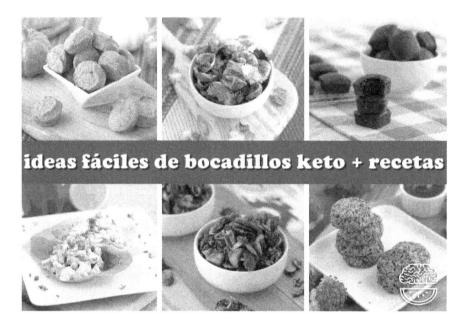

**ideas fáciles de bocadillos keto + recetas**

### 1. Chips de salami y queso

Listo en: 20 minutos

Porciones: 5

Dificultad: Fácil

**INGREDIENTES**

- 1 taza de queso picado

- 4 onzas de salami

- 1 cucharadita de chile en polvo

**INSTRUCCIONES**

1. A 350º Fahrenheit, precalienta el horno.

2. Coloca las rodajas de salami en la bandeja para hornear forrada con papel pergamino.

3. Coloca queso rallado en la parte superior de cada rebanada, aproximadamente 1 a 2 cucharadas. Espolvorea el pimentón en polvo o las hierbas secas encima para obtener sabores adicionales.

4. Coloca en el horno; hornea hasta que el queso se vuelva burbujeante y dorado. Revísalo con frecuencia para que no se queme.

5. Retirar del horno y deja enfriar. Una vez frías, estarán crujientes y listas para disfrutar.

NUTRICIÓN: Calorías: 197 kcal Grasas: 15 g Proteínas: 14 g Carbohidratos: 1 g

## 2. Chips de queso

Listo en: 15 minutos

Porciones: 5

Dificultad: Fácil

### INGREDIENTES

- ½ cucharadita de chile en polvo

- 2 tazas de queso picado

### INSTRUCCIONES

1. Agrega el queso rallado en pequeños montones en una bandeja para hornear forrada con papel pergamino.

2. Espolvorea pimentón en polvo encima y hornea a 350º Fahrenheit durante aproximadamente 8 a 10 minutos, dependiendo de qué tan espesos estén.

3. Luego, en una rejilla, déjalo enfriar y disfrútalo como un refrigerio crujiente.

NUTRICIÓN: Calorías: 228 kcal Grasas: 19 g Proteínas: 13 g Carbohidratos: 2 g

### 3. Aderezo cremoso

Listo en: 10 minutos

Porciones: 4

Dificultad: Fácil

### INGREDIENTES

- ¼ de taza de agua

- 1 taza de salsa

- 1 aguacate

- 1 jugo de limón

- ½ taza de aceite de coco

- ½ cucharadita de comino

### INSTRUCCIONES

1. Coloca todos los ingredientes en una licuadora rápida y mezcla durante 3 minutos o la mezcla se volverá cremosa.

2. Ahora sirve este aderezo caliente o frío sobre tu ensalada favorita, o úsalo como salsa para tacos.

3. Ahora guárdalo en un recipiente hermético durante 5-7 días.

NUTRICIÓN: Calorías: 198 kcal Grasas: 14,4 g Proteínas: 4 g Carbohidratos: 18,3 g

### 4. Queso crema con ajo y hierbas

Listo en: 10 horas 10 minutos

Porciones: 12

Dificultad: Difícil

## INGREDIENTES

- Pimienta negra al gusto

- ½ taza de mantequilla

- 2 cucharadas de queso parmesano

- 1 ½ taza de queso cremoso

- 4 cucharadas de ajo picado

- 1 cucharadita de perejil

- 1 ½ cucharadita de orégano picado

- ¼ de cucharadita de tomillo

- ¼ de cucharadita de albahaca

- ¼ de cucharadita de eneldo

## INSTRUCCIONES

1. Toma un tazón grande y mezcla mantequilla, queso parmesano, orégano, queso crema, albahaca, ajo, perejil, tomillo, eneldo y pimienta hasta que se combinen uniformemente. Refrigera durante la noche o de 8 a 9 horas.

NUTRICIÓN: Calorías: 138 kcal Grasas: 14,4 g Proteínas: 1,9 g Carbohidratos: 0,9 g

## 5. Croquetas

Listo en: 15 minutos

Porciones: 5

Dificultad: Fácil

### INGREDIENTES

- ¼ de cucharadita de ajo seco

- 1 ¼ de taza de harina de trigo

- ¼ de cucharadita de cebolla seca

- ¼ cucharadita de pimentón

- ¼ de cucharadita de chile seco

- ¼ de taza de agua

- 1 cucharada de mantequilla

- Sal

- 1 cucharada de miel

### INSTRUCCIONES

2. Precalienta el horno a 400º Fahrenheit.

3. En un recipiente grande para mezclar, pesa los ingredientes secos. Bate la mantequilla antes de que salgan grumos del tamaño de un guisante. Agrega miel y agua antes de que esté bien mezclado.

4. Enharina la bandeja para hornear suavemente. Sobre ella, extiende la masa. Divide la masa en formas ideales con un cortador de pizza. Sazona con una pizca de sal.

5. Hornea por 10 minutos a 35 ° F.

NUTRICIÓN: Calorías: 305 kcal Grasas: 6 g Proteínas: 4 g Carbohidratos: 29,9 g

## 6. Aguacate relleno de quinua

Listo en: 40 minutos

Porciones: 4

Dificultad: media

### INGREDIENTES

- Dos aguacates

- ½ taza de quinua

- 1 taza de agua

- 2 cucharadas de mayonesa

- 3 tazas de lechuga cortada en cubitos

- Pimienta negra al gusto

- ½ chile rojo

- 2 cucharadas de vinagreta

- Sal al gusto

### INSTRUCCIONES

1. Escurre la quinua después de enjuagarla con agua fría. En una cacerola, pon a hervir una taza de agua y la quinua. Baja el fuego, cubre y cocina a fuego lento durante 20 minutos, o hasta que se haya consumido todo el líquido. Mezcla la quinua con un tenedor para esponjarla.

2. Coloca el corte en la mitad de los aguacates en dos platos con lechuga romana separándolos. Mezcla la quinua en cada aguacate.

3. Rocía la mayonesa de sriracha y la vinagreta balsámica sobre la parte superior de cada aguacate. Sazona con pimienta y sal al gusto y una pizca de pimiento en rodajas encima.

NUTRICIÓN: Calorías: 351 kcal Grasas: 26,3 g Proteínas: 5,9 g Carbohidratos: 27,4 g

## 7. Panqueques de queso

Listo en: 25 minutos

Porciones: 4

Dificultad: Fácil

### INGREDIENTES

- ½ taza de leche

- 2 huevos

- 2 cucharadas de aceite de oliva

- 1 ½ taza de harina blanca

- ½ taza de crema agria

- 1 taza de queso cheddar

- Sal

### INSTRUCCIONES

1. Prepara el queso cheddar finamente rallado.

2. Bate los huevos, el yogur, la crema agria y el aceite de oliva en un tazón hasta que quede cremoso.

3. Tamiza toda la harina (leudante) y la sal, batiendo vigorosamente hasta que quede suave y sin grumos.

4. Agrega el queso rallado a la masa. Debe extenderse uniformemente.

5. Calienta una sartén a fuego medio-alto y vierte un poco de masa para panqueques, luego cocina durante 2 minutos, o hasta que emerjan

burbujas en la parte superior. Gira el panqueque, luego cocina durante los próximos 2 minutos (o hasta que estén dorados) por otro lado. Repite el proceso hasta que la masa se agote.

6. Agrega tus ingredientes favoritos y luego sirve de inmediato mientras aún esté caliente.

NUTRICIÓN: Calorías: 431 kcal Grasas: 22 g Proteínas: 14 g Carbohidratos: 44 g

## 8. Bolas de espinacas y queso

Listo en: 35 minutos

Porciones: 30

Dificultad: media

## INGREDIENTES

- 1 taza de bisquick

- 9 onzas de espinaca

- 1 huevo

- 2 tazas de queso

- 1 cucharadita de ajo

- 2 cucharaditas de condimento

- 2 taza de pasta de tomate

- Sal al gusto

## INSTRUCCIONES

1. Precalienta el horno a 400º Fahrenheit. Cubre una bandeja para hornear con aceite de cocina antiadherente. Combina todos los ingredientes, excepto la salsa para pasta, en una cacerola grande para mezclar. Haz bolas con esta mezcla, luego colócalas en una bandeja para hornear galletas.

2. Hornea hasta que se dore, unos 10-15 minutos. Retira de la sartén lo antes posible. Sirve junto con una salsa para pasta.

NUTRICIÓN: Calorías: 45 kcal Grasas: 20 g Proteínas: 3 g Carbohidratos: 3 g

## 9. Guacamole

Listo en: 10 minutos

Porciones: 4

Dificultad: Fácil

### INGREDIENTES

- 1 cucharadita de pimienta

- 3 aguacates triturados

- Sal al gusto

- Jugo de limón

- ½ taza de cebolla picada

- 2 tomates picados

- 2 cucharadas de cilantro triturado

- 1 cucharadita de pasta de ajo

### INSTRUCCIONES

1. En un tazón grande, mezcla el jugo de limón, los aguacates y la sal. Ahora mezcla la cebolla, cilantro, tomates y ajo. Agrega bien la pimienta de cayena. Refrigera por alrededor de 1 hora para un buen gusto, o sírvela.

NUTRICIÓN: Calorías: 262 kcal Grasas: 22,2 g Proteínas: 3,7 g Carbohidratos: 18 g

## 10. Dip cremoso de aguacate

Listo en: 5 minutos

Porciones: 5

Dificultad: Fácil

### INGREDIENTES

- Sal al gusto

- 2 aguacates triturados

- 1/3 taza de jugo de limón

- 2 cucharadas de agua

- ½ taza de cilantro

- 1 jalapeño triturado

### INSTRUCCIONES

1. Coloca una cucharada de la pulpa de aguacate en una licuadora. Agrega un poco de cilantro, jalapeño, jugo de limón, sal y agua.

2. Para el proceso, deteniéndote para raspar los lados si es necesario, hasta que la salsa se vuelva suave y cremosa. (agrega un poco de agua en incrementos de 1 cucharada, si lo deseas).

3. Si deseas una salsa más fina, agrega un poco más de agua hasta que alcance la consistencia deseada. Prueba y agrega más sal según tu gusto.

4. Transfiere esta salsa de aguacate a un tazón pequeño para servir. Esta salsa se conserva bien en el frigorífico durante unos cuatro días.

NUTRICIÓN: Calorías: 112 kcal Grasas: 9,8 g Proteínas: 1,4 g Carbohidratos: 7 g

## 11. Aros de cebolla

Listo en: 18 minutos

Porciones: 3

Dificultad: Fácil

### INGREDIENTES

- 4 tazas de aceite

- 1 cebolla picada

- 1 cucharadita de levadura en polvo

- 1 ¼ de taza de harinas

- Sal al gusto

- 1 taza de leche

- 1 huevo

- ¾ taza de pan rallado

### INSTRUCCIONES

1. Precalienta el aceite en una freidora a 365º Fahrenheit.

2. Ahora separa las rodajas de cebolla en aros y déjalas a un lado. Toma un tazón pequeño y revuelve bien junto con la harina, la sal y la levadura.

3. Luego sumerge bien las rodajas de cebolla en esta mezcla de harina hasta que estén todas cubiertas; ahora deja a un lado. Luego, mezcla el huevo y la leche en la mezcla de harina con un tenedor. Sumerge estos anillos enharinados en esta mezcla para cubrirlos, ahora colócalos en una rejilla para escurrir hasta que la masa deje de gotear.

Ahora esparce el pan rallado en un plato poco profundo. Coloca todos los anillos a la vez en las migas para cubrir. Dale un golpe fuerte mientras le quitas el exceso de migajas. El recubrimiento debe pegarse bien. Repite con otros aros.

4. Luego, fríe todos los aros durante 2 a 3 minutos o hasta que estén dorados. Ahora colócalos en toallas de papel para escurrir. Sazona con sal condimentada y sirve.

NUTRICIÓN: Calorías: 641 kcal Grasas: 34,6 g Proteínas: 14,3 g
Carbohidratos: 68,3 g

## 12. Pizza Chaffles

Listo en: 10 minutos

Porciones: 2

Dificultad: Fácil

### INGREDIENTES

- ½ pasta de ajo

- 1 huevo

- ½ cucharadita de hierbas en polvo

- ½ taza de queso

Cubierta de pizza

- ½ taza de queso picado

- 2 cucharadas de salsa de tomate

- 6 pepperonis

### INSTRUCCIONES

1. Precalienta la wafflera. También precalienta el horno a 400º.

2. En un tazón pequeño para batir, mezcla huevo, ajo, queso cheddar y las hierbas. Mezcla hasta que esté bien combinado.

3. Si estás utilizando una mini máquina para hacer waffles, debes verter la mitad de la masa en la máquina.

4. Cocina durante 3-4 minutos/hasta que se dore. Ahora repita con la segunda mitad de la masa.

5. Cubre las cortezas de chaffle con queso, salsa de tomate y pepperoni. Luego colócalo en la bandeja para hornear pequeña y hornéalo hasta que el queso se derrita, por 5 minutos.

NUTRICIÓN: Calorías: 238 kcal Grasas: 18 g Proteínas: 17 g Carbohidratos: 2 g

## 13. Pan de mozzarella

Listo en: 60 minutos

Porciones: Medio

Dificultad: Fácil

**INGREDIENTES**

Masa

- 250 g de queso cortado en cubitos

- 2 tazas de harina

- Sal al gusto

- 1 ½ levadura

- 3 cucharadas de mantequilla derretida

- 1 huevo

- ½ taza de leche

Mantequilla de cebollín y ajo

- Sal al gusto

- 2 cucharadas de mantequilla

- 2 cucharadas de cebolletas trituradas

- 1 cucharadita de pasta de ajo

**INSTRUCCIONES**

1. En un tazón, mezcla todos los ingredientes de la masa.

2. En una mesa empapada haz bolitas con la masa, colócalas sobre la bandeja para hornear y cúbrelas durante unos minutos.

3. Coloca cada bola en una hoja plana y presione para aplanarla.

4. Has un patrón sobre la masa aplanada y esparce la mezcla de huevo sobre ella.

5. Unta la mantequilla de ajo de manera uniforme y vuelve a marcar con una cuchara para colocar fácilmente el queso.

6. Inserta los trozos de queso mozzarella para rellenar la masa marcada y agrega pimienta negra (recién molida) encima.

7. Hornea a fuego bajo-alto en el horno precalentado a 350º Fahrenheit, durante 20 a 25 minutos. El horno puede variar.

8. Durante el horneado, es posible que se salga mantequilla de la bandeja.

9. Es bueno comer caliente para que puedas saborear el queso derretido elástico.

NUTRICIÓN: Calorías: 327 kcal Grasas: 14 g Proteínas: 9 g Carbohidratos: 20 g

## Capítulo 5: Recetas para sopas

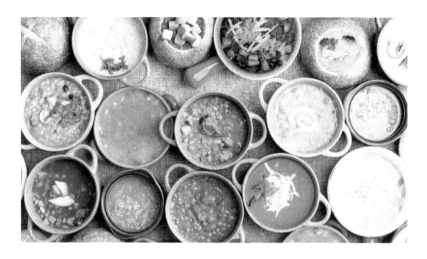

### 1. Sopa italiana de cerdo y tomate

Listo en: 25 minutos

Porciones: 4

Dificultad: Fácil

**INGREDIENTES**

- 2 tazas de espinaca

- 4 cucharaditas de aceite de oliva

- 1 cucharadita de pimentón

- 12 onzas de lomo de cerdo rebanado

- 2 onzas de arroz y pasta rotini

- 14 ½ onzas de tomates picados

- 1/8 cucharadita de hojuelas de pimienta

- 2 cucharadas de orégano cortado en cubitos

- ½ cucharadita de sal

- ½ cucharadita de romero cortado en cubitos

- 1 onza de parmesano

- 1 taza de tomates uva picados

## INSTRUCCIONES

1. Calienta el aceite a fuego moderado y agrega la carne de cerdo junto con el pimentón.

2. Cocina durante cinco minutos revolviendo ocasionalmente.

3. Coloca la carne de cerdo en el plato.

4. Vuelve a calentar el aceite y agrega todos los ingredientes restantes.

5. Agrega la carne de cerdo y mezcla bien.

6. Sirve y disfruta.

NUTRICIÓN: Calorías: 224 cal Grasas: 8 g Proteínas: 20 g Carbohidratos: 17 g

## 2. Jamón con queso y sopa de patatas

Listo en: 35 minutos

Porciones: 6

Dificultad: media

### INGREDIENTES

- 2 tazas de jamón picado

- 4 tocinos cortados en cubitos

- 2 zanahorias en rodajas

- 1 cebolla picada

- 3 cucharadas de harina para todo uso

- 1 ½ tazas de agua

- ¼ de cucharadita de pimienta blanca

- 3 tazas de leche

- 2 cucharaditas de caldo

- ½ cucharadita de pimienta negra

- 3 patatas rojizas picadas

- ½ cucharadita de ajo en polvo

- 2 tazas de queso cheddar rallado

### INSTRUCCIONES

1. Agrega el tocino a una olla y cocínalo, resérvalo.

2. Agrega la cebolla y las zanahorias a la grasa de tocino y cocina a fuego medio hasta que estén suaves.

3. Espolvorea harina sobre las cebollas y las zanahorias. Revuelve y cocina por 1 minuto.

4. Incorpora poco a poco la leche y el agua. Agrega *Better Than Bouillon*, pimienta negra, pimienta blanca, ajo en polvo y patatas, cocina a fuego lento durante 18 minutos.

5. Reduce la llama y agrega queso y jamón.

6. Tapa y deja cocer para que se derrita el queso.

7. Vierte la mezcla sobre el tocino.

8. Sirve y disfruta.

NUTRICIÓN: Calorías: 418 cal Grasas: 28 g Proteínas: 19 g Carbohidratos: 21 g

### 3. Sopa de chile cetogénico

Listo en: 55 minutos

Porciones: 6

Dificultad: media

**INGREDIENTES**

- 1 cucharadita de vinagre

- 1 ½ libras de carne de res

- 3 tazas de agua

- ½ taza de salsa

- 1 cucharadita de sal

- ½ cucharadita de ajo en polvo

- ¼ de taza de salsa de tomate

- 1 cucharadita de chile en polvo

- 1 cucharada de comino

- ½ cucharadita de cebolla en polvo

- ¼ de cucharadita de mostaza en polvo

- 4 salchichas en cubitos

- 2 cucharadas de mostaza de Dijon

**INSTRUCCIONES**

1.  Agrega todos los ingredientes en una olla honda excepto el vinagre, la salsa de tomate y la mostaza.

2.  Hierve y tapa la olla.

3.  Déjalo hervir a fuego lento durante media hora.

4.  Agrega los ingredientes restantes y revuelve bien.

5.  Cocina por otros 6 minutos.

6.  Sirve y disfruta.

NUTRICIÓN: Calorías: 371 cal Grasas: 27 g Proteínas: 25 g Carbohidratos: 3 g

## 4. Sopa de repollo

Listo en: 45 minutos

Porciones: 8

Dificultad: media

### INGREDIENTES

- 14.5 onzas de tomates, guisados

- 3 cucharadas de aceite de oliva

- 2 dientes de ajo machacados

- ½ cebolla picada

- 8 tazas de caldo de pollo

- ½ cucharadita de tomillo seco

- 1 cucharadita de sal

- 2 tallos de apio en rodajas

- ½ cucharadita de pimienta negra

- 4 zanahorias cortadas en cubitos

- 1 ½ taza de repollo picado

### INSTRUCCIONES

1. Agrega el aceite en una olla grande a fuego medio, agrega las cebollas y el ajo y cocina hasta que las cebollas se vean transparentes aproximadamente 3-5 minutos.

2.  Agrega todos los ingredientes restantes y déjalos hervir a fuego lento durante media hora.

NUTRICIÓN: Calorías: 130 cal Grasas: 6g Proteínas: 6 g Carbohidratos: 13 g

## 5. Sopa cremosa de pimiento rojo asado

Listo en: 30 minutos

Porciones: 4

Dificultad: Fácil

### INGREDIENTES

- 14 onzas de pimiento rojo tostado

- 2 cucharadas de aceite de oliva

- 1 zanahoria picada

- 1 cebolla picada, amarilla

- 1 cucharadita de sal

- 2 cucharadas de pasta de tomate

- 2 tazas de leche de almendras

- 4 dientes de ajo machacados

- 1 taza de albahaca picada

- 2 tazas de caldo de verduras

- 8 ramitas de tomillo picadas

- 14 onzas de tomates triturados

### INSTRUCCIONES

1. Agrega aceite en la olla a fuego medio y saltea la zanahoria y la cebolla con sal, revolviendo ocasionalmente durante 6 minutos.

2. Agrega los tomates, la pasta, el pimiento rojo y el ajo, y cocina durante los siguientes 5 minutos mientras revuelves.

3. Mezcla tomillo, pimiento, caldo, albahaca, tomates y vino.

4. Déjalo hervir durante 15 minutos.

5. Después de enfriar la sopa, mézclala en la licuadora.

6. Transfiere la mezcla licuada a la olla y la leche de almendras.

7. Cocina revolviendo ocasionalmente.

8. Sirve y disfruta.

NUTRICIÓN: Calorías: 188 cal Grasas: 14.6 g Proteínas: 4.7 g Carbohidratos: 9.8 g

## 6. Sopa de pimientos rellena

Listo en: 50 minutos

Porciones: 6

Dificultad: media

**INGREDIENTES**

- 2 tazas de pimiento cortado en cubitos (rojo y verde)

- 1 libra de carne de res

- Sal al gusto

- 2 cucharadas de aceite de oliva

- 1 cebolla picada

- 2 dientes de ajo machacados

- 14.5 onzas de tomates picados

- Pimienta negra al gusto

- 14.5 onzas de caldo de res

- 15 onzas de salsa de tomate

- 2 ½ cucharadas de perejil picado

- 1 taza de arroz integral

- ½ cucharadita de albahaca seca

- Queso, cheddar

# INSTRUCCIONES

1. Calienta el aceite a fuego medio y agrega remolacha, pimienta y sal.

2. Tapa la olla y déjala cocinar revolviendo ocasionalmente.

3. Calienta nuevamente el aceite y saltea las verduras.

4. Agrega el ajo y cocina por medio minuto.

5. Agrega todos los ingredientes restantes excepto el arroz. Y déjalo cocinar durante media hora revolviendo ocasionalmente.

6. Prepara el arroz de acuerdo con las instrucciones dadas en el paquete.

7. Sirve y disfruta.

NUTRICIÓN: Calorías: 374 cal Grasas: 13 g Proteínas: 22 g Carbohidratos: 43 g

## 7. Sopa de huevo

Listo en: 15 minutos

Porciones: 6

Dificultad: Fácil

### INGREDIENTES

- 4 tazas de caldo de pollo

- 1 cucharadita de jengibre

- 2 cucharadas de maicena

- ¼ de cucharadita de ajo en polvo

- ½ cucharadita de aceite de sésamo tostado

- 3 huevos

- 3 cebollas en rodajas, verdes

- Sal al gusto

- ¼ de taza de maíz

- Pimienta negra al gusto

### INSTRUCCIONES

1. Combina maicena, ajo, caldo y jengibre en una sartén a fuego alto, revolviendo ocasionalmente.

2. Déjalo hervir a fuego lento.

3. Agrega la clara de huevo y el huevo y bátelos en una taza.

4.  Vierte la mezcla de huevo y revuelve.

5.  Agrega aceite de sésamo, maíz y cebolla junto con pimienta negra y sal.

6.  Revuelve y sirve.

NUTRICIÓN: Calorías: 109 kcal Grasas: 4 g Proteínas: 7 g Carbohidratos: 10 g

## 8. Sopa de champiñones con carne

Listo en: 30 minutos

Porciones: 3

Dificultad: Fácil

### INGREDIENTES

- 1 cebolla picada

- 2 cucharadas de mantequilla

- ½ taza de champiñones cortados en cubitos

- 2 cucharadas de harina para todo uso

- 2/3 taza de carne de res cocida

- 2 tazas de caldo de res

- ½ cucharadita de ajo en polvo

- ¼ cucharadita de pimentón

- ¼ de cucharadita de pimienta

- 1 cucharada de salsa picante

- 1/8 cucharadita de sal

- Queso rallado

### INSTRUCCIONES

1. Cocina los champiñones con la cebolla en la mantequilla caliente a fuego medio.

2. Combina el caldo y la harina en un tazón y luego viértelo en un sartén a fuego medio.

3. Déjalo hervir y tapa para que se cocine por 5 minutos.

4. Agrega la carne de res, pimentón, sal, la mezcla de cebolla, ajo y la salsa.

5. Cocina por 5 minutos.

6. Espolvorea queso y sirve.

NUTRICIÓN: Calorías: 180 cal Grasas: 9 g Proteínas: 14 g Carbohidratos: 9 g

## 9. Sopa fácil de camarones tailandesa

Listo en: 30 minutos

Porciones: 6

Dificultad: Fácil

### INGREDIENTES

- 1 cucharada de jugo de limón

- 1 taza de arroz, crudo

- 1 libra de camarones

- 2 cucharadas de mantequilla

- 1 cucharada de jengibre rallado

- Sal al gusto

- 2 dientes de ajo machacados

- Pimienta al gusto

- 1 cebolla en rodajas

- 12 onzas lata de leche de coco

- 2 cucharadas de hojas de cilantro, cortadas en cubitos

- 1 pimiento rojo picado

- 2 cucharadas de pasta de curry rojo

- 3 tazas de caldo de verduras

# INSTRUCCIONES

1. Hornea el arroz en agua, luego mezcla sal, camarones y pimienta en la mantequilla derretida y cocina por 120-180 segundos.

2. Combina el pimiento y el ajo y cocínalo durante 5 minutos con jengibre.

3. Agrega curry, leche de coco, caldo de verduras y mezcla bien durante 120 segundos.

4. Hierve durante 9 a 10 minutos.

5. Combina el arroz, el cilantro, los camarones y el jugo de limón.

6. Sirve y disfruta.

NUTRICIÓN: Calorías: 328.8 kcal Grasas: 16 g Proteínas: 17.3 g
Carbohidratos: 34.8 g

## 10. Sopa de coco tailandesa

Listo en: 65 minutos

Porciones: 8

Dificultad: media

### INGREDIENTES

- ¼ de taza de cilantro, cortado en cubitos

- 1 cucharada de aceite vegetal

- 1 hierba de limón aplastada

- 2 cucharadas de jengibre rallado

- 2 cucharadas de pasta de curry rojo

- 3 cucharadas de salsa de pescado

- 4 tazas de caldo de pollo

- 1 cucharada de azúcar

- ½ libra de champiñones cortados en cubitos

- 13.5 onzas de leche de coco

- 1 libra de camarones

- Sal al gusto

- 2 cucharadas de jugo de limón

### INSTRUCCIONES

1. En aceite, cocina la pasta de curry de jengibre y la hierba de limón durante 60 segundos, agrega el caldo de pollo y la salsa de pescado con azúcar morena y hierve durante 16 minutos.

2. Combina la leche de coco con los champiñones y cocina durante 4 a 6 minutos. Mezcla con camarones y cocina por 5 minutos, agrega cilantro, jugo de limón y sal.

3. Ahora sirve y disfruta.

NUTRICIÓN: Calorías: 368 kcal Grasas: 32,9 g Proteínas: 13,2 g
Carbohidratos: 8,9 g

## 11. La mejor sopa de pizza

Listo en: 30 minutos

Porciones: 4

Dificultad: Fácil

### INGREDIENTES

- Queso picado

- Pimienta negra al gusto

- 1 libra de salchicha de cerdo

- Sal al gusto

- ½ cebolla picada

- ½ taza de chile rojo triturado

- ½ cucharadita de romero picado

- 4 tazas de agua

- 15 onzas de salsa para pizza

- ¼ de cucharadita de albahaca picada

- 6 onzas de pepperoni picado

- 2 tomates picados

- ½ cucharadita de pasta de ajo

- 1 cucharadita de azúcar

- ½ cucharadita de condimento italiano

## INSTRUCCIONES

1. En la sartén, dora y corta la salchicha con el pimiento verde y la cebolla picada. Agrega sal, pimienta, salsa para pizza, agua y mezcla. Luego agrega especias, azúcar y condimentos como albahaca, condimentos italianos, romero y ajo en polvo. Agrega el pepperoni y los tomates. Hierve y mezcla. Adorna con queso mozzarella y sirve con crutones.

NUTRICIÓN: Calorías: 452 kcal Grasas: 13g Proteínas: 25 g Carbohidratos: 18 g

## 12. Sancocho de pollo colombiano

Listo en: 65 minutos

Porciones: 6

Dificultad: media

### INGREDIENTES

- 2 Boullion de pollo

- 1 cucharadita de aceite de oliva

- 1 plátano verde triturado

- 5 cebollines triturados

- 3 mazorcas de maíz

- 1 pasta de tomate

- 4 dientes de ajo machacados

- ½ cebolla picada

- Sal al gusto

- Pollo

- 2 tazas de yuca

- 3 patatas trituradas

- 1 taza de cilantro triturado

- 1 cucharadita de comino

## INSTRUCCIONES

1. Cocina la cebolla, el ajo y el cebollín en aceite, luego mezcla los tomates durante 5 minutos. Ahora combina el pollo, mezcla con los tomates y hierve. Mezcla pollo con cilantro, comino y lingotes. Hierve durante 45 minutos y mezcla las patatas y vuelve a cocinar. Ahora combina el maíz déjalo hervir durante 10 minutos y sirve con cilantro.

NUTRICIÓN: Calorías: 405 kcal Grasas: 8 g Proteínas: 34 g Carbohidratos: 41 g

## 11. Sopa de cebolla francesa

Listo en: 60 minutos

Porciones: 6

Dificultad: media

### INGREDIENTES

- Queso Picado

- 4 libras de cebolla picada

- Sal al gusto

- 3 cucharadas de mantequilla

- 3 tomillos picados

- 4 dientes de ajo picados

- Pimienta negra al gusto

- 3 cucharadas de harina

- 1 hoja de laurel

- ½ taza de vino

- 1 cucharadita de salsa

- 6 tazas de sopa de res

### INSTRUCCIONES

1. En mantequilla derretida, cocina la cebolla por media hora hasta que esté caramelizada, mezcla el ajo, harina y vino por 2 minutos cada

uno. Ahora agrega salsa Worcestershire, caldo, tomillo y laurel y hiérvelos de 9 a 10 minutos. Luego, tuesta el pan hasta que esté dorado y asa la cobertura con rebanadas de baguette con el queso. Hornea hasta que el queso se derrita. Sirve y disfruta de la comida.

NUTRICIÓN: Calorías: 585 kcal Grasas: 43,9 g Proteínas: 20,9 g Carbohidratos: 27,9 g

## 13. Receta de sopa de pollo con coco

Listo en: 45 minutos

Porciones: 8

Dificultad: media

### INGREDIENTES

- ¾ tazas de leche de coco

- 1 cucharada de aceite de oliva

- 1 cucharada de limoncillo

- 2 cucharadas de jengibre en rodajas

- 6 tazas de caldo de pollo

- 8 onzas de champiñones cortados en cubitos

- 3 cucharadas de jugo de limón

- 1 libra de pollo asado, desmenuzado

- ½ cucharadita de hojuelas de pimiento rojo

- 3 cucharadas de cilantro picado

- 2 cucharadas de salsa de pescado

## INSTRUCCIONES

1. Calienta el aceite y agrega el jengibre y las hojas de limoncillo, revuelve durante 2 minutos.

2. Agrega los champiñones y revuelve nuevamente.

3. Agrega el limón, las hojuelas de pimienta y el caldo de pollo y cocina a fuego lento durante 10 minutos. Tapa y retira los trozos grandes de jengibre.

4. Agrega el pollo y cocina a fuego lento durante 5 minutos.

5. Agrega la leche de coco, el perejil y la salsa de pescado. Baja el fuego y cocina durante 10 minutos.

6. Añade sal y pimienta al gusto.

7. Adorna con aceite de oliva, chile y perejil.

8. Sirve y disfruta.

NUTRICIÓN: Calorías: 357 kcal Grasas: 19 g Proteínas: 29 g Carbohidratos: 7.2 g

## 14. Res chile con tocino

Listo en: 60 minutos

Porciones: 8

Dificultad: media

### INGREDIENTES

- 12 onzas de tocino

- 1 taza de cebolla picada

- 1 libra de carne de res

- 1/3 taza de pasta de tomate

- 15 onzas de frijoles

- Lata de 14 onzas de tomates picados

- 1 cucharadita de ajo en polvo

- 1 cucharadita de comino

- ½ cucharadita de chile en polvo

- 1 taza de cerveza oscura

- 2 cucharaditas de sal

- ½ taza de caldo de res

- 1 cucharadita de pimienta negra

### INSTRUCCIONES

1. Corta el tocino en trozos y cocínalo en una sartén.

2. Agrega la carne y cocina hasta que se dore. Mueve el tocino y la carne a una olla pesada.

3. En la olla, agrega cebolla, tomates, frijoles, pasta de tomate, ajo en polvo, chile en polvo, comino, sal, pimienta, caldo y cerveza. Revuelve bien para mezclar todos los ingredientes.

4. Ponlo a hervir a fuego lento.

5. Sirve con arroz y disfruta.

NUTRICIÓN: Calorías: 355 kcal Grasas: 28 g Proteínas: 16 g Carbohidratos: 6 g

## 15. Caldo de hueso de cerdo

Listo en: 5 minutos

Porciones: 10

Dificultad: Fácil

### INGREDIENTES

- 3 cucharadas de jengibre

- 2 libras de pierna de cerdo

- ½ cucharadita de sal

- 2 costillas de apio

- 1 cebolla picada

- 1 puerro

- 20 granos de pimienta

- 4 ajos picados

- 2 cucharadas de vinagre

### INSTRUCCIONES

1. Agrega agua a una cacerola profunda y déjala hervir a fuego medio.

2. Agrega los trozos de pierna de cerdo y déjalos cocinar.

3. Reduce la llama y tapa la sartén. Déjalo hervir a fuego lento durante 20 minutos.

4. Retira los trozos de pierna de cerdo del agua hirviendo y colócalos en el borde de la rejilla.

5. Hornea en el horno precalentado a 400º Fahrenheit durante 30 minutos.

6. Agrega el cerdo asado en la olla y mezcla ajo, cebolla, vinagre, apio, jengibre, los granos de pimienta y el puerro.

7. Agrega agua y déjalo hervir.

8. Deja hervir a fuego lento durante 20 minutos.

9. Agrega la sal.

10. Almacena en un recipiente hermético para su consumo posterior.

NUTRICIÓN: Calorías: 61 kcal Grasas: 1,5 g Proteínas: 11,1 g Carbohidratos: 1 g

## Capítulo 6: Recetas para ensaladas

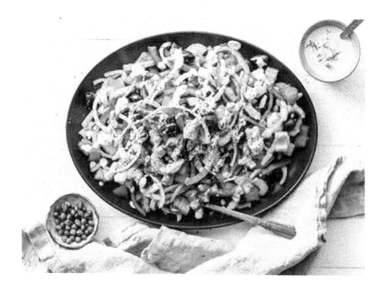

### 1. Ensalada de col con queso azul

Listo en: 10 minutos

Porciones: 6

Dificultad: Fácil

**INGREDIENTES**

- ¾ taza de mayonesa

- Sal pimienta

- ¼ de taza de queso azul desmenuzado

- 2 cucharadas de vinagre de sidra de manzana

- Repollo verde en rodajas

- ½ taza de crema agria

- Repollo rojo en rodajas

- Una cebolla en rodajas

## INSTRUCCIONES

1. Toma un tazón grande y mezcla todos los ingredientes.

2. Sirve y disfruta.

NUTRICIÓN: Calorías: 83.7 cal Grasas: 6.2 g Proteínas: 3.7 g Carbohidratos: 3.7 g

## 2. Ensalada de pepino con res y raita de anacardos

Listo en: 20 minutos

Porciones: 2

Dificultad: Fácil

### INGREDIENTES

Ingredientes para la carne

- Pizca de canela

- 2 cucharadas de aceite de coco

- ½ chile rojo cortado en cubitos

- ½ cebolla picada

- 400 g de ternera picada

- 1 cucharadita de pasta de tomate

- Sal y pimienta negra

- 3 dientes de ajo picados.

- 1 cucharadita de comino

- 1 cucharadita de semillas de cilantro

- ½ cucharadita de pimentón

Ingredientes para la ensalada

- Anacardos crudos

- 1 taza de pepinos cortados en cubitos

- Pizca de sal y pimienta

- 2 cucharadas de cilantro cortado en cubitos

- 1 cucharada de jugo de limón

- 2 cucharadas de aceite de oliva

- 15 hojas de menta

Aderezo Raita

- 2 cucharadas de agua

- ¾ taza de anacardos remojados

- Jugo de 1 limón

- ½ dientes de ajo cortados en cubitos

- ¾ cucharadita de pasta de tahini

## INSTRUCCIONES

1. Toma una sartén y calienta el aceite de coco.

2. Cocina las cebollas y el chile durante 3-5 minutos.

3. Agrega la carne picada y cocina durante 5-10 minutos hasta que la carne se dore. Agrégale especias. Mezcla y cocina durante 5-8 minutos más a fuego alto.

4. Mezcla todos los ingredientes de la ensalada en un recipiente aparte y déjalos a un lado.

5. Para el raita, coloca todos los ingredientes en un procesador de alimentos y licua hasta que la mezcla se vuelva suave. Agrega una pequeña cantidad de agua si está demasiado espesa.

6. Mezcla la carne con la ensalada y sírvela con el anacardo raita por separado o encima.

7. Disfruta.

NUTRICIÓN: Calorías: 500 cal Grasas: 5 g Proteínas: 7 g Carbohidratos: 20 g

### 3. Fagioli Niçoise

Listo en: 20 minutos

Porciones: 2

Dificultad: Fácil

**INGREDIENTES**

Para la ensalada

- 2 tazas de espinaca

- 6 patatas rojas

- 1 taza de ejotes

- ¾ taza de lentejas cocidas

- ½ taza de palma en rodajas

- ½ taza de aceitunas

- 1/8 cebolla en rodajas

- ½ tomates cherry cortados a la mitad

Para el aderezo

- 1/3 taza de vinagre

- 1/3 taza de aceite de oliva

- 1 cucharada de chalota picada

- 1 cucharada de mostaza

- ¼ de cucharadita de pimienta negra

- ½ cucharada de alcaparras picadas

## INSTRUCCIONES

1. Hierve las patatas hasta que estén tiernas.

2. Hierve los frijoles.

3. Escurre y deja enfriar.

4. Prepara el aderezo en un recipiente aparte mezclando todos los ingredientes del aderezo.

5. Sirve la ensalada con el aderezo.

6. Disfruta.

NUTRICIÓN: Calorías: 550 cal Grasas: 20.4 g Proteínas: 39.2 g Carbohidratos: 30.3 g

## 4. Ensalada de col rizada

Listo en: 20 minutos

Porciones: 4

Dificultad: Fácil

### INGREDIENTES

- ¼ de taza de arándanos

- 5 tazas de col rizada picada

- 1 cucharadita de sal

- 2-3 cucharaditas de aceite de oliva

- 2 tazas de brócoli picado

- ½ taza de queso

- ½ taza de almendras en rodajas

- ½ taza de zanahorias ralladas

- ¼ de taza de pipas de girasol

- ¼ de taza de cebolla picada

Aderezo de limón

- 1 cucharadita de miel

- ¼ de taza de aceite de oliva

- 2 cucharadas de vinagre de vino tinto

- 2 cucharadas de jugo de limón

- 1 cucharada de mostaza

- ½ cucharadita de orégano seco

- 1 diente de ajo picado

- ½ cucharadita de sal y pimienta

## INSTRUCCIONES

1. Agrega todos los ingredientes del aderezo en un frasco aparte y mezcla bien. El aderezo está listo.

2. Toma aceite de oliva y frótalo sobre la col rizada con una pizca de sal.

3. Toma un tazón grande y mezcla todos los ingredientes. Agrega el aderezo y mezcla.

4. Sirve y disfruta.

NUTRICIÓN: Calorías: 163.3 cal Grasas: 12.2 g Proteínas: 5 g Carbohidratos: 6 g

## 5. Ensalada de camarones con aderezo de tocino

Listo en: 20 minutos

Porciones: 4

Dificultad: Fácil

### INGREDIENTES

Para la ensalada

- ½ cebolla morada en rodajas
- 8 tazas de espinacas secas
- 1 cucharada de condimento de laurel
- 1 libra de camarones pelados
- 3 huevos duros

Para el aderezo

- 1/3 cucharadita de mostaza
- 3 cucharadas de grasa de tocino
- 2 cucharadas de azúcar
- 3 cucharadas de vinagre de vino tinto
- 1 cucharada de miel
- Sal y pimienta al gusto

### INSTRUCCIONES

1. Coge una sartén para grill y calienta a fuego alto. Agrega los camarones y espolvorea con condimentos de laurel.

2. Asa los camarones durante 3-5 minutos.

3. Ten cuidado de que los camarones no se cocinen demasiado.

4. Toma un recipiente aparte y mezcla vinagre, miel, azúcar y mostaza.

5. Calienta el tocino en una sartén a fuego lento.

6. Una vez que la grasa esté lo suficientemente caliente, agrega la mezcla de vinagre lentamente.

7. Mezcla todos los ingredientes.

Ensalada

1. Pon las espinacas sobre la bandeja.

2. Coloca los camarones, el tocino y las cebollas en capas.

3. Rocía con aderezo

4. Agrega rodajas de huevos.

5. Mezcla bien.

NUTRICIÓN: Calorías: 220 cal Grasas: 11 g Proteínas: 5 g Carbohidratos: 15 g

# 6. Ensalada cremosa de judías verdes con limón

Listo en: 15-25 minutos

Porciones: 4

Dificultad: Fácil

## INGREDIENTES

- ½ limón

- 10 onzas de judías verdes

- ½ cucharadita de sal y pimienta

- 3 onzas de aceite de oliva

- 1 taza de nata

- ½ taza de perejil

## INSTRUCCIONES

1. Toma una sartén y derrite la mantequilla a fuego medio.

2. Cocina los frijoles hasta que se vean marrones (3-5 minutos).

3. Mezcla la nata y déjala hervir a fuego lento durante 2-3 minutos. Espolvorea la ralladura de limón.

4. Adorna con perejil.

5. Sirve y disfruta.

NUTRICIÓN: Calorías: 260 cal Grasas: 13.9 g Proteínas: 3.6 g Carbohidratos: 17.7 g

## 7. Ensalada de hinojo tostado y guisantes rayados

Listo en: 35 minutos

Porciones: 4

Dificultad: Fácil

### INGREDIENTES

- 2 cucharadas de semillas de girasol

- 460 g de hinojo

- Pizca de sal y pimienta

- 3 cucharadas de aceite de oliva

- Un limón

- 155 g de guisantes de nieve congelados

### INSTRUCCIONES

1. Corta el hinojo en rodajas. Colócalo en capas en una bandeja para hornear. Rocía con aceite de oliva y sazona con sal y pimienta.

2. Exprime el limón.

3. Hornea durante 25-30 minutos.

4. Tuesta las semillas de calabaza en la cacerola durante unos minutos.

5. Mezcla los guisantes rallados y el hinojo tostado con las semillas de calabaza tostadas.

6. Sirve y disfruta.

NUTRICIÓN: Calorías: 172 cal Grasas: 11.4 g Proteínas: 3.1 g Carbohidratos: 14.2 g

## 8. Ensalada de tomate asado

Listo en: 1: 00-15 minutos

Porciones: 4

Dificultad: Fácil

### INGREDIENTES

- 1 cucharada de albahaca picada

- 2 libras de tomates picados

- 1 cucharada de sirope de arce

- ½ taza de cebolla picada

- ¼ de taza de aceite de oliva

- ½ cucharadita de sal y pimienta

- ½ queso feta desmenuzado

- ¾ taza de pepino cortado en cubitos

- 2 cucharadas de vinagre balsámico

### INSTRUCCIONES

1. Coloca los tomates en rodajas en un bol y mézclalos con aceite de oliva y condimentos.

2. Coloca los tomates en capas en una bandeja para hornear.

3. Hornea los tomates durante 40-45 minutos y déjalos a un lado para que se enfríen durante 20-30 minutos.

4. Toma los tomates asados en un recipiente aparte y mezcla con pepino, queso, vinagre, cebolla y albahaca.

5. Mezcla bien.

6. Sazona con sal y pimienta.

7. Sirve y disfruta.

NUTRICIÓN: Calorías: 264 cal Grasas: 19 g Proteínas: 5 g Carbohidratos: 17 g

## 9. Ensalada de huevo

Listo en: 25 minutos

Porciones: 4

Dificultad: Fácil

### INGREDIENTES

- Sal pimienta

- 8 huevos duros

- 1 cucharadita de mostaza

- ½ taza de mayonesa

- ½ cebolla picada

- ½ cucharadita de pimentón

### INSTRUCCIONES

1. Hierve y pica los huevos.

2. Agrega estos huevos picados en un tazón grande y mezcla con mostaza, cebolla y mayonesa.

3. Sazona con sal, pimienta y pimentón.

4. Sirve con pan.

5. Disfruta.

NUTRICIÓN: Calorías: 344 cal Grasas: 31.9 g Proteínas: 13 g Carbohidratos: 2.3 g

## 10. Ensalada Olivier

Listo en: 50-60 minutos

Porciones: 10

Dificultad: moderada

### INGREDIENTES

- ½ cucharadita de azúcar

- ¾ libras de carne en cubos

- 4 zanahorias hervidas

- 4 papas hervidas

- 6 huevos duros

- 1 cebolla picada

- 3 encurtidos de eneldo en cubos

- 1 taza de guisantes congelados

- 1 taza de mayonesa

- 1 pepino picado

- Sal pimienta

### INSTRUCCIONES

1. Lleva a ebullición las papas y las zanahorias picadas y cocina durante 20 minutos. Escurre y deja enfriar.

2. Hierve los huevos. Pélalos y pícalos.

3. Toma una olla grande y agrega todos los ingredientes.

4. Mezcla bien.

5. Sazona con sal, azúcar y pimienta.

6. Agrega eneldo.

7. Sirve y disfruta.

NUTRICIÓN: Calorías: 301 cal Grasas: 20 g Proteínas: 13 g Carbohidratos: 15 g

## 11. Torre de berenjenas

Listo en: 1 hora 15 minutos

Porciones: 6

Dificultad: Fácil

### INGREDIENTES

- 6 rodajas de tomate amarillo reliquia

- 5 berenjenas en rodajas

- 6 rodajas de tomates heirloom rojos

- ¾ taza de aceite de oliva

- 1 y ½ taza de queso rallado

- 6 rodajas de tomate heirloom verde

- Hojas de albahaca para decorar.

### INSTRUCCIONES

1. Coloca las berenjenas en rodajas en una olla grande y frótalas con sal. Deja reposar durante 15-20 minutos. Sécalas con una toalla de papel.

2. Ahora cubre la berenjena con aceite y sazona con pimienta.

3. Asa durante 5-10 minutos hasta que estén ligeramente doradas.

4. Coloca los tomates en capas en la bandeja para hornear y cubre con queso, y sazona con sal y pimienta.

5. Rocía ligeramente los tomates con aceite.

6. Hornea los tomates hasta que el queso se derrita y se dore.

7. Coloca las berenjenas en platos para servir con una capa alternativa de tomates.

8. Adorna con albahaca y rocía con aceite de oliva.

9. Sirve y disfruta.

NUTRICIÓN: Calorías: 240 cal Grasas: 10 g Proteínas: 13 g Carbohidratos: 25 g

## 12. Ensalada de espárragos con nueces

Listo en: 25 minutos

Porciones: 4

Dificultad: Fácil

### INGREDIENTES

- 2 cucharadas de jugo de limón

- 2 ½ taza de espárragos picados.

- 85 g de nuez picada

- 1/3 taza de aceite de oliva

- 55 g de parmesano raspado

- 105 g de ricotta desmenuzado

- Hojas de albahaca

### INSTRUCCIONES

1. Hierve los espárragos en agua durante 3-4 minutos. Escurre y reserva.

2. Coloca las nueces en una sartén y caliéntalas hasta que se doren durante 2-3 minutos.

3. Toma los espárragos en un recipiente aparte y mézclalos con los otros ingredientes.

4. Exprime el limón.

5. Sirve y disfruta.

NUTRICIÓN: Calorías: 330 cal Grasas: 27 g Proteínas: 8 g Carbohidratos: 14 g

## 13. Col rizada con queso de cabra y granada

Listo en: 15 minutos

Porciones: 4

Dificultad: Fácil

### INGREDIENTES

- 2 cucharadas de aceite de oliva

- 4 tazas de col rizada picada

- 1 taza de moras

- ½ taza de semillas de granada

- ¼ de taza de pipas de girasol

- 1/3 taza de queso desmenuzado

- 1 cucharada de vinagre balsámico

- 3 cucharadas de pasas

### INSTRUCCIONES

1. Lava y pica la col rizada y colócala en un bol.

2. Agrega otras frutas y verduras.

3. Rocía con aceite de oliva y vinagre.

4. Mezcla bien.

5. Sirve y disfruta.

NUTRICIÓN: Calorías: 358.8 cal Grasas: 5 g Proteínas: 5 g Carbohidratos: 27 g

## 14. Ensalada de eneldo, arenque y tomate

Listo en: 30 minutos

Porciones: 4

Dificultad: Fácil

### INGREDIENTES

- 19 onzas de queso

- 30 g de arenque y tomate

- 7 rodajas de cebolla

- 4 huevos duros

- 4 tomates (en cuartos)

- ½ taza de eneldo

- 1 taza de crema agria

- Sal y pimienta

- 1 pepino

### INSTRUCCIONES

1. Toma bandeja.

2. Pon un bol pequeño en el medio y vierte la crema agria. Agrega las verduras.

3. Coloca el arenque alrededor de la taza.

4. Acomoda el pepino con el arenque.

5. Coloca los tomates alrededor de los pepinos.

6. Organiza los huevos y las cebollas alrededor de los tomates.

7. Rocía con aceite y espolvorea con sal y pimienta.

NUTRICIÓN: Calorías: 411 cal Grasas: 11.4 g Proteínas: 22.7 g Carbohidratos: 56.6 g

## 15. Ensalada de prosciutto y queso manchego a la parrilla

Listo en: 40 minutos

Porciones: 2

Dificultad: Fácil

### INGREDIENTES

- ½ cucharada de jugo de limón

- 1 lechuga romana grande

- 3 onzas de jamón

- 1 taza de aceite de oliva

- 3 onzas de queso manchego

- Sal y pimienta

### INSTRUCCIONES

1. Corta la lechuga por el centro y esparce aceite en la cara interior con una brocha.

2. Coloca la lechuga aceitada en la parrilla con la cara hacia abajo y asa durante unos minutos hasta que las hojas se quemen.

3. Pica la lechuga a la plancha.

4. Mezcla la lechuga, aceite de oliva, sal y pimienta al gusto en un tazón grande.

5. Rocía con jugo de limón.

6. Cubre con queso.

7. Sirve y disfruta.

NUTRICIÓN: Calorías: 1260 cal Grasas: 126 g Proteínas: 24 g Carbohidratos: 7 g

## Capítulo 7: Recetas para batidos

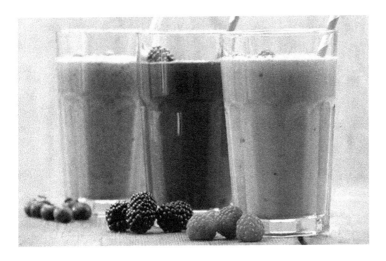

### 1. Piña Colada

Listo en: 5 minutos

Porciones: 1

Dificultad: Fácil

### INGREDIENTES

- Gajos de piña

- 1 ½ taza de jugo de piña

- ¾ taza de crema de coco

- ¾ taza de ron

### INSTRUCCIONES

1. Agrega todos los ingredientes a un procesador de alimentos y mezcla hasta obtener una consistencia suave.

2. Sirve y disfruta.

NUTRICIÓN: Calorías: 314 cal Grasas: 12.5 g Proteínas: 1.1 g Carbohidratos: 14.3 g

## 2. Batido de especias de calabaza

Listo en: 5 minutos

Porciones: 2

Dificultad: Fácil

### INGREDIENTES

- ½ taza de hielo picado

- ½ taza de puré de calabaza

- 1 taza de leche de almendras

- 1/8 cucharadita de pimienta de Jamaica

- 1 banana

- 1 cucharada de sirope de arce

- ¼ de cucharadita de canela

- ¼ de cucharadita de vainilla

- 1/8 cucharadita de nuez moscada

### INSTRUCCIONES

1. Agrega todos los ingredientes a un procesador de alimentos y mezcla hasta obtener una consistencia suave.

2. Sirve y disfruta.

NUTRICIÓN: Calorías: 138 kcal Grasas: 2 g Proteínas: 5 g Carbohidratos: 25 g

## 3. Mojito

Listo en: 20 minutos

Porciones: 2

Dificultad: Fácil

### INGREDIENTES

- 2 tazas de hielo triturado

- ¼ de taza de sirope de arce

- ½ taza de menta

- 5 cucharadas de jugo de lima

- 4 onzas de ron

### INSTRUCCIONES

1. Agrega todos los ingredientes a un procesador de alimentos y mezcla hasta obtener una consistencia suave.

2. Sirve y disfruta.

NUTRICIÓN: Calorías: 295 cal Grasas: 0.5 g Proteínas: 0.6 g Carbohidratos: 74.1 g

## 4. Leche de almendras y vainilla

Listo en: 10 minutos

Porciones: 3

Dificultad: Fácil

### INGREDIENTES

- ¼ de cucharadita de sal

- 1 taza de almendras

- 1 cucharadita de extracto de vainilla

- 3 tazas de agua

### INSTRUCCIONES

1. Remoja la almendra en agua durante más de 15 horas.

2. Agrega todos los ingredientes a un procesador de alimentos y mezcla hasta obtener una consistencia suave.

3. Sirve y disfruta.

NUTRICIÓN: Calorías: 278 kcal Grasas: 24 g Proteínas: 10 g Carbohidratos: 11 g

## 5. Bloody Mary

Listo en: 3 minutos

Porciones: 1

Dificultad: Fácil

### INGREDIENTES

- 2 aceitunas verdes

- 1 cucharadita de sal

- 1 onza de vodka

- Pimienta negra al gusto

- 1 taza de hielo picado

- ¾ taza de jugo de cóctel de verduras picante

- 1 cucharada de salsa de pimienta

- 2 cucharadas de salsa Worcestershire

- 1 tallo de apio

### INSTRUCCIONES

1. Agrega todos los ingredientes a un procesador de alimentos y mezcla hasta obtener una consistencia suave.

2. Sirve y disfruta.

NUTRICIÓN: Calorías: 141 cal Grasas: 0.1 g Proteínas: 1.7 g Carbohidratos: 9 g

## 6. Té de manzanilla y menta

Listo en: 5 minutos

Porciones: 1

Dificultad: Fácil

### INGREDIENTES

- 1 taza de agua caliente

- 1 cucharadita de menta

- 1 cucharadita de flores de manzanilla

### INSTRUCCIONES

1. Coloca la menta y la manzanilla en la taza y llénala con agua hirviendo.

2. Revuelve bien para mezclar.

3. Cuela el té y sirve.

NUTRICIÓN: Calorías: 16 cal Grasas: 0.4 g Proteínas: 0.2 g Carbohidratos: 0.7 g

## 7. Crema irlandesa Baileys

Listo en: 2 minutos

Porciones: 4 tazas

Dificultad: Fácil

## INGREDIENTES

- 1 2/3 taza de whisky irlandés

- 1 taza de crema espesa

- 3 cucharadas de sirope de chocolate

- 14 onzas de leche condensada

- 1 cucharadita de extracto de vainilla

- 1 cucharadita de café en gránulos

## INSTRUCCIONES

1. Agrega todos los ingredientes a un procesador de alimentos y mezcla hasta obtener una consistencia suave.

2. Sirve y disfruta.

NUTRICIÓN: Calorías: 135 cal Grasas: 5 g Proteínas: 2 g Carbohidratos: 12 g

## 8. Cóctel cosmopolita

Listo en: 5 minutos

Porciones: 1

Dificultad: Fácil

### INGREDIENTES

- Cubos de hielo

- 2/3 taza de vodka de limón

- 2/3 taza de jugo de arándano

- 1/3 taza de triple sec

- ¼ de taza de jugo de lima

- Ralladura de naranja para decorar

### INSTRUCCIONES

1. Agrega todos los ingredientes a un procesador de alimentos y mezcla hasta obtener una consistencia suave.

2. Sirve y disfruta.

NUTRICIÓN: Calorías: 161 kcal Grasas: 0 g Proteínas: 0 g Carbohidratos: 8 g

También ayuda a mejorar la productividad y el desarrollo de sustancias químicas mitocondriales. Por lo tanto, la adopción inteligente de la dieta cetogénica puede ayudar apreciablemente a alterar el estilo de vida con numerosos beneficios; mientras tanto, una mala adopción puede arruinar en gran medida la salud.

# Conclusión

Teniendo en cuenta el agotamiento que genera este mundo contemporáneo, es importante prevenir los vientos que cambian rápidamente y concentrarte en tu salud. No se trata de hoy, pero una persona inteligente y vigilante siempre le ha dado a la salud la prioridad en todas las épocas. Es importante reconsiderar esta prioridad porque vivimos con más tipos de enfermedades altamente letales que antes. Según los comentarios de los científicos, los médicos y los pacientes, la dieta cetogénica es un medio eficaz para mantener la salud y mantener a raya las enfermedades, porque la mayoría de las enfermedades las obtenemos a través de lo que comemos. El principal beneficio de la dieta cetogénica es que ayuda a deshacerse del peso adicional o no deseado. Los científicos y dietistas, y el personal médico, después de la investigación de muchos años, han planeado cuidadosamente esta dieta, después de años de investigación; Dijeron que, si ponemos al cuerpo en cetosis, eso se hará aumentando las grasas con una ingesta moderada de proteínas, pero limitando los carbohidratos en la dieta, entonces el cuerpo naturalmente comenzará a usar las grasas que se almacenan en él como bandeja de energía, y el individuo se deshará fácilmente de su peso extra. Además de eso, la dieta cetogénica tiene una serie de ventajas secundarias, y todavía hay muchas más que aún no se han revelado. La dieta cetogénica también es favorable para quienes padecen un trastorno en la presión arterial o tienen una generación de colesterol desequilibrada. Al proporcionar una gran cantidad de grasas, la dieta cetogénica hace que el paciente se sienta más alerta y enérgico. También ayuda a mantener el estado de ánimo del paciente.

Sin embargo, para obtener todos los beneficios de la dieta cetogénica, es necesario seguir el plan de dieta a fondo. Cualquier procrastinación o actitud letárgica mientras sigues el plan de dieta puede no ayudarte a obtener todos los beneficios, mientras que puede representar algunas amenazas graves para tu salud. Por lo tanto, es muy importante ser disciplinado durante el seguimiento para evitar cualquier riesgo y obtener los resultados deseados.